dtv

Geburt und Tod haben viel gemeinsam, beides sind Ereignisse, für die die Natur bestimmte Programme vorgesehen hat. Sie laufen dann am besten ab, wenn sie möglichst wenig gestört werden. Palliativbetreuung und Sterbebegleitung sind deshalb viel mehr als medizinische Symptomkontrolle. Vor allem leben sie von der Kommunikation, dem Gespräch zwischen allen Beteiligten, das die medizinische, psychosoziale und spirituelle Betreuung erst möglich macht. Sachlich informierend und argumentierend, setzt sich Borasio aber auch mit dem schwierigen Thema »Sterbehilfe« und mit Mythos und Realität der Palliativ- und Hospizarbeit auseinander. Ungeschminkt benennt er zudem die schlimmsten Fehler am Lebensende und sagt, wie man sich am besten davor schützt – einschließlich konkreter Hinweise zu Vorsorgevollmacht und Patientenverfügung. Dieses Buch leistet dringend notwendige Aufklärung über ein Lebensthema, das wir zu unserem Schaden mit zahlreichen Tabus belegen.

*Gian Domenico Borasio*, geb. 1962, ist Inhaber des Lehrstuhls für Palliativmedizin an der Universität Lausanne (Schweiz) und Lehrbeauftragter für Palliativmedizin an der Technischen Universität München. Von 2006 bis 2011 hat er als Lehrstuhlinhaber für Palliativmedizin an der Universität München ein bisher einzigartiges Netzwerk an Professuren geschaffen, das alle Bereiche der physischen, psychosozialen und spirituellen Sterbebegleitung in die Lehre und Forschung integriert. Ihm ist es maßgeblich zu verdanken, dass sich heute jeder Medizinstudent in Deutschland in seiner Ausbildung mit der Begleitung Sterbender und ihrer Familien auseinandersetzen muss.

Gian Domenico
Borasio

# Über das Sterben

Was wir wissen

Was wir tun können

Wie wir uns darauf einstellen

Deutscher Taschenbuch Verlag

Mit 11 Abbildungen und 5 Tabellen

**Ausführliche Informationen über unsere Autoren und Bücher finden Sie auf unserer Website**
**www.dtv.de**

MIX
Papier aus verantwortungsvollen Quellen
FSC® C019821
FSC www.fsc.org

Ungekürzte Ausgabe 2013
(auf der Grundlage der
10., aktualisierten und ergänzten Auflage 2012)
Deutscher Taschenbuch Verlag GmbH & Co. KG, München

Umschlagkonzept: Balk & Brumshagen
Umschlaggestaltung nach einem
Entwurf von Konstanze Berner, München
Satz: Fotosatz Amann, Aichstetten
Druck und Bindung: Druckerei C. H. Beck, Nördlingen
Gedruckt auf säurefreiem, chlorfrei gebleichtem Papier
Printed in Germany
ISBN 978-3-423-34807-2

# Inhalt

# Vorwort

Der Anstoß zum Schreiben dieses Buches kam vor allem von Zuhörern meiner Vorträge über das Sterben, die mich immer wieder danach fragten, ob sie das, was sie gerade gehört und als hilfreich empfunden haben, nicht in einem Buch nachlesen könnten. Einige Zuhörer, die schon eigene Erfahrungen mit dem Sterben von Freunden oder Familienangehörigen gemacht hatten, sagten mir, dass sie sich im Nachhinein gewünscht hätten, vieles davon schon zu einem früheren Zeitpunkt erfahren und reflektiert zu haben.

Ein weiterer Anstoß für dieses Buch entstammt einer wiederholten Beobachtung: Viele Menschen, auch (und gerade) hochgebildete und blitzgescheite, verhalten sich im Angesicht des Todes auf erstaunliche Weise irrational. Das gilt für Sterbende und ihre Angehörigen, was vielleicht weniger verwunderlich ist. Es gilt aber genauso für professionell Beteiligte wie insbesondere Ärzte. Zahlreiche Beispiele in diesem Buch verdeutlichen diesen Aspekt. Was ist die Ursache solch irrationalen Verhaltens? Die Antwort lautet fast immer: Angst.

«Angst» ist die unausgesprochene Überschrift über viele hitzig geführte Debatten über das Lebensende; sie ist das, was bei Arzt-Patienten-Gesprächen über lebensbedrohliche Erkrankungen unausgesprochen im Raum steht und so oft geflissentlich übersehen wird; sie ist das größte Hindernis für die Kommunikation über und im Sterben; und sie ist (gemeinsam mit der verbesserungswürdigen ärztlichen Fachkompetenz am Lebensende) der Hauptgrund für Fehlentscheidungen und leidvolle Sterbeverläufe.

Trotz der Fülle an Literatur zum Thema ist immer noch eine Tabuisierung des Todes in unserer Gesellschaft zu beobachten, die zum einen mit der grundsätzlichen Angst vor der Auslöschung des eigenen Ichs beim Sterben zusammenhängt. Hinzu kommt aber die konkrete, weit verbreitete Angst vor einem qualvollen Sterbeverlauf und auch die Angst vor dem Ausgeliefertsein an lebensverlängernde medizintechnische Maßnahmen, die – ohne dass man selbst die Chance zum Eingreifen hätte – den Sterbeprozess unnötig in die Länge ziehen.

Hauptziel dieses Buches ist es, den Menschen die Angst vor dem Sterben, vor allem die Angst vor einem qualvollen Sterben, ein Stück weit zu nehmen. Die sehr konkreten Ängste vieler Menschen vor Leiden und Kontrollverlust führen paradoxerweise in einer Art von *self-fulfilling prophecy* (sich selbst erfüllender Voraussage) dazu, dass die Befürchtungen der Menschen in dem Maße eintreten, in dem sie ihren Ängsten erlauben, die Kontrolle über ihr eigenes Handeln zu übernehmen. Denn Angst verzerrt die Wahrnehmung, vermeidet die Information und verhindert den Dialog. Diese drei Voraussetzungen sind aber zentral für eine gute Vorbereitung auf das eigene Lebensende. Und die Menschen, die wir am Lebensende betreuen dürfen, lehren uns, dass die Vorbereitung auf das Sterben die beste Vorbereitung für das Leben ist.

München/Lausanne, im August 2011
*Gian Domenico Borasio*

## Vorwort zur Taschenbuchausgabe

Dass dieses kleine Buch so viele Leser finden würde, hätte niemand erwartet. Offensichtlich besteht in der Gesellschaft ein großes Bedürfnis an Informationen über das Sterben sowie eine zunehmende Bereitschaft, sich mit dem Thema «Lebensende» auseinanderzusetzen. Das zeigen mir auch zahlreiche Zuschriften von Lesern, darunter Hochbetagte, Schwerkranke, pflegende Angehörige und Kollegen aus allen Gesundheitsberufen.

Mein größter Wunsch ist weiterhin, dass dieses Buch das hierzulande immer noch sehr hohe Angstniveau vor dem Sterben um ein paar Millimeter senken und den Dialog am und über das Lebensende etwas erleichtern möge. Mein Dank geht an all die Leserinnen und Leser, Patienten und Kollegen, Freunde und ganz besonders an meine Familie, die mir auf unterschiedlichste Weise täglich den Rücken stärken. Sie ermöglichen es mir, die Hoffnung auf eine grundlegende Verbesserung unseres Gesundheitssystems (nicht nur) am Lebensende aufrechtzuerhalten und weiterhin zu versuchen, dazu einen kleinen Beitrag zu leisten.

München/Lausanne, im September 2013
*Gian Domenico Borasio*

# 1
# Was wissen wir über das Sterben?

Es ist erstaunlich: Mit Ausnahme der Geburt betrifft kein medizinisches Ereignis so unweigerlich alle lebenden Menschen wie das Sterben. Und doch ist es ein weitgehend unerforschtes Gebiet. Über das Geborenwerden wissen wir sehr viel: Hunderttausende Publikationen und Tausende von Lehrbüchern beschäftigen sich mit den Vorgängen vor und während der Geburt eines Menschen. Die Embryologie hat die Schritte von der Befruchtung der Eizelle bis hin zur Entwicklung eines lebensfähigen Fötus in allen Einzelheiten studiert. Zum Teil ist sogar bekannt, welche Genabschnitte welche embryonalen Stadien wann und wie steuern. Aber was wissen wir über das Sterben? Hier sind die meisten Fragen noch offen, angefangen von der wichtigsten:

## Warum sterben wir?

Die Frage ist weniger banal, als sie scheint. Immerhin ist es Wissenschaftlern gelungen, durch genetische Manipulation die biologische Lebensspanne niederer Organismen (z. B. einer bestimmten Algenspezies) scheinbar unbegrenzt zu verlängern. Dies wurde möglich, seit bekannt ist, dass spezielle Abschnitte an den Enden unserer Chromosomen (sog. Telomere) die zu erwartende Lebensspanne der Einzelzellen bestimmen, aus denen jeder Organismus zusammengesetzt ist. Den biologischen Sinn einer begrenzten Lebenszeit sehen die Evolutionsforscher[1] in der Optimierung der Weitergabe unseres genetischen Materials. Nach der sogenannten «Selfish-DNA-Hypothesis» (Hypothese der egoistischen Erbsubstanz) sind alle Lebewesen nur biologische Maschinen mit dem Ziel der maximalen Weitergabe, Vermehrung und Vermischung ihres genetischen Materials. Denkt man diese Hypothese weiter, so ist die evolutionär-biologische Funktion eines jeden Lebewesens spätestens dann erschöpft, wenn es möglichst viele Nachkommen gezeugt und für ihr Überleben bis ins fortpflanzungsfähige Alter gesorgt hat. Danach wird es bestenfalls zum Nahrungsmittelkonkurrenten für die eigenen Nachkommen ohne erkennbaren Vorteil für die Genverbreitung und sollte daher zum Vorteil der eigenen Gattung seine Existenz baldmöglichst beenden.

Dass der Mensch sich in seinem Fortpflanzungs- und Sozialverhalten nicht mehr evolutionskonform verhält, liegt auf der Hand. Einige der neueren Diskussionsbeiträge zur Sterbeproblematik, wie die Forderung nach dem «sozialverträglichen Frühableben», ließen sich allerdings problemlos evolutionstheoretisch unterfüttern. Darin liegt auch ihre Gefährlichkeit in einer Welt, in der die Ressourcenverteilung zunehmend nach dem (aus der Evolution hinlänglich bekannten) Gesetz des Stärkeren erfolgt.

Glücklicherweise hat die Menschheit in ihrer Kulturgeschichte auch andere kulturelle, moralische und religiöse Deutungen des Lebens und des Sterbens entwickelt, die den Strategien der Evolutionsbiologie und Ökonomie gegenüberstehen. Eine umfassende Darstellung würde den Rahmen dieses Buches sprengen, aber einige davon werden in den folgenden Kapiteln Erwähnung finden.

## Der programmierte Zelltod

Wenn man in Physiologie-Lehrbüchern nach dem Stichwort «Sterben» sucht, wird man durchaus fündig – allerdings nur, was den Tod einzelner Zellen, Gewebeteile oder bestenfalls Organe betrifft. Der Zelltod ist besonders gut untersucht, weil ihm eine zentrale Rolle gerade in der Embryonalentwicklung zukommt. Hier kommt es zum sogenannten «programmierten Zelltod» (Apoptose): Neue Zellen werden während des Wachstums und der Differenzierung der Organe im Überschuss gebildet und konkurrieren dann miteinander um eine beschränkte Menge von Wachstumsfaktoren. Diejenigen Zellen, die keinen Zugang zum Wachstumsfaktor bekommen, sterben – aber nicht einfach so: Sie schalten regelrechte Selbsttötungsgene an und bringen sich selbst, zum Wohle des Ganzen, damit aktiv um. Das tun sie in einer Weise, die für den Organismus am wenigsten schädlich ist: durch eine Art Zellimplosion, welche die potentiell schädliche Freisetzung von Zellinhalt verhindert und das Abräumen der Zellreste durch spezielle Immunzellen (die Müllabfuhr des Körpers sozusagen) erleichtert. Diesem Prozess ist es wesentlich zu verdanken, dass die hochkomplizierten Vorgänge bei der Embryonalentwicklung in der Regel zufriedenstellend ablaufen. Deshalb, und nur deshalb, besitzen Kinder bei ihrer Geburt fast immer die vorgesehene Anzahl an Gliedmaßen, Organen und Nervenzellen – was jedes Mal einem kleinen Wunder gleichkommt.

Durch diese Erkenntnisse bekommt der alte Spruch «Media vita in morte sumus» (mitten im Leben sind wir vom Tod umfangen) eine unerwartete Bedeutung. Der Tod begleitet uns nicht nur von Geburt an, sondern sogar schon vorher; er ist unabdingbare Voraussetzung dafür, dass wir überhaupt als lebensfähige Organismen auf die Welt kommen können. Auch während unseres Lebens spielt der Zelltod in der Physiologie des Organismus eine wichtige Rolle, vor allem im Immunsystem. Bestimmte weiße Blutkörperchen (sog. T-Lymphozyten) haben die Aufgabe, virusinfizierte oder bösartig entartete (krebsverursachende) Körperzellen zu erkennen und sie mittels Anschaltung ihres eigenen Zelltodprogramms zu vernichten. Ebenso werden bei der Reifung von weißen Blutkörperchen diejenigen Zellen, die sich gegen das eigene Gewebe richten würden, durch programmierten Zelltod beseitigt. Das ist nicht trivial, denn wenn dabei etwas schiefläuft, können schwere Autoimmunkrankheiten wie z. B. die Multiple Sklerose oder die rheumatoide Arthritis die Folge sein.

## Der Organtod

Dass Teile von Organen oder sogar ganze Organe sterben können, ohne dass der gesamte Mensch deswegen sterben muss, ist hinreichend bekannt. Ursache dafür ist meistens eine Einschränkung der Blutversorgung, wie beim Hirn- oder Herzinfarkt, oder ein Trauma, etwa bei der Milzruptur. Auf die Milz können wir im Notfall verzichten, auf Herz oder Hirn allerdings nicht, daher sind bei diesen beiden nur Teilschädigungen erlaubt, wenn der Organismus insgesamt weiterleben soll.

Auch Gliedmaßen können absterben und durch Amputation entfernt werden, ohne dass dies zwingend den Tod zur Folge hätte. Viele Tierarten sind in der Lage, zerstörte Organe oder sogar ganze Gliedmaßen zu regenerieren, also neu zu bilden. Diese Fähigkeit ist mit zunehmender Spezialisierung und Komplexität der einzelnen Organe im Laufe der Evolution immer mehr eingeschränkt worden. Aber auch beim Menschen besitzt beispielsweise die Leber eine hohe Regenerationsfähigkeit, die Haut sowieso, und nach neuesten Befunden kann sich sogar das Gehirn mit Hilfe sogenannter neuronaler Stammzellen nach Schäden in begrenztem Maße selbst regenerieren. Dieses Wechselspiel zwischen Tod und Leben begleitet uns also von der Befruchtung bis zur Bahre.

## Gesamttod des Organismus

Hierzu wissen wir mit Abstand am wenigsten. Ein Beweis dafür findet sich auf den meisten Todesbescheinigungen, auf denen als unmittelbare Todesursache «Herz-Kreislauf-Versagen» eingetragen wird. Das Herz-Kreislauf-Versagen, also das Ende der Herzfunktion und des Blutkreislaufs, ist aber in den meisten Fällen nicht die Ursache des Todes, sondern lediglich ein sichtbares Zeichen hierfür. Was verursacht wirklich den Tod eines Gesamtorganismus? Und wann tritt dieser genau ein? Darüber gibt es kaum Untersuchungen. Diese wären jedoch sehr hilfreich, denn Ärzte werden immer wieder von den Sterbeverläufen ihrer Patienten überrascht, wie die folgenden Fallbeispiele zeigen.

Heinz F., 73 Jahre alt, hatte Lungenkrebs mit Tochtergeschwülsten in Leber, Knochen, Haut und Gehirn. Seine Nieren funktionierten so gut wie nicht mehr, sein Bauch und seine Lungen waren voller Wasser, und seine Blutwerte waren weit von dem entfernt, was in Lehrbüchern als mit dem Leben vereinbar betrachtet wird. Er war auf 40 kg abgemagert, woran auch die künstliche Ernährung nichts zu ändern vermocht hatte. Diese hatte er zuletzt abgelehnt, wie auch die Dialyse und alle lebensverlängernden Maßnahmen. Er wünschte sich nichts sehnlicher, als zu sterben, und dieser Wunsch blieb auch bestehen, nachdem die Atemnot mit Morphin erfolgreich gelindert werden konnte. Aber sein Wunsch erfüllte sich nicht. Jeden Tag fragte er die Ärzte aufs Neue, wann es denn mit ihm «so weit» sei. Um Sterbehilfe bat er nicht, aber das Leiden an der eigenen Existenz war überdeutlich. Er hatte sich von seiner Familie verabschiedet, es gab aus seiner Sicht keine «unerledigten Geschäfte», und doch dauerte es weitere zwei Wochen, bis er schließlich sterben durfte – zwei Wochen, die nach Ansicht auch der erfahrensten Ärzte eigentlich jenseits des physiologisch Möglichen lagen.

Mathilde W., 85 Jahre, hatte Brustkrebs mit Knochenmetastasen und brauchte eine bessere Einstellung ihrer Schmerzmedikation. Sie kam auf die Palliativstation, und die allgemeine Einschätzung war, dass sie nach der Verbesserung ihrer Schmerzsituation nach Hause entlassen werden und dort noch einige Monate mit guter Lebensqualität verbringen könne. Am Abend des dritten Tages (die Schmerzen waren schon deutlich gebessert) sagte sie zur Nachtschwester: «Ich werde heute Nacht sterben.» Die Krankenschwester war erstaunt, denn nichts deutete darauf hin, und die Entlassung war für Ende der Woche schon geplant. Sie versuchte, die Patientin zu beruhigen, die aber gar nicht beunruhigt schien, sondern gelassen bei ihrer Meinung blieb. Und tatsächlich starb sie gegen 4 Uhr morgens im Schlaf.

Fast alle Ärzte wissen von Patienten zu berichten, die nach klinischer Einschätzung wegen des fortgeschrittenen, durch

Laborwerte eindeutig dokumentierten Ausfalls mehrerer lebenswichtiger Funktionen ihres Körpers eigentlich schon längst hätten tot sein sollen – und dennoch viel länger weiterlebten. Auf der anderen Seite stehen Menschen, die zwar alt und/oder schwer krank sind, aber nach Meinung der sie versorgenden Ärzte und Pflegenden sich noch lange nicht im Sterbeprozess befinden – und doch «unerwartet» sterben, ohne dass sich dafür selbst bei der Obduktion eine plausible Ursache finden lässt. Wie sind diese Beobachtungen zu erklären?

Was wir sicher wissen, ist, dass der Mensch nicht «auf einmal» stirbt, sondern dass die einzelnen Organe mit unterschiedlicher Geschwindigkeit und zu unterschiedlichen Zeitpunkten ihre Funktion einschränken und später ganz einstellen. In der Sterbephase ist meistens eine sogenannte Kreislaufzentralisation zu beobachten: Die herzfernen Körperteile werden weniger durchblutet, zugunsten der inneren Organe und des Gehirns. Dies geht einher mit einem Blutdruckabfall, worunter besonders die Funktionsfähigkeit der Nieren stark leidet. Der eigentliche Tod stellt einen Zusammenbruch der koordinierten Tätigkeit der lebenswichtigen Körperorgane dar, deren Hauptfunktion es ist, das Gehirn mit Zucker und Sauerstoff zu versorgen. Äußerer Ausdruck dieses Zusammenbruchs ist das Erlöschen der Herz- und Atemtätigkeit.

Grundsätzlich kann der Verlust der Funktionsfähigkeit jedes einzelnen lebenswichtigen Organs zum Tod führen. Dazu gehören Herz, Lunge, Leber, Niere und Gehirn. Alle Prozesse, die zum Tod führen, tun dies durch die direkte oder indirekte Schädigung eines oder mehrerer dieser Organe. Man könnte also sagen, dass es fünf physiologische Haupttodesarten gibt: den Herz-Kreislauf-, den Lungen-, den Leber-, den Nieren- und den Gehirntod.

*Herz-Kreislauf-Tod:* Fragt man Menschen, wie sie sterben möchten, sagen die meisten: schnell und schmerzlos, am liebsten den «Sekundentod» durch Herzstillstand. Ganz abgesehen davon, dass diese Art zu sterben durchaus auch ihre Nachteile hat (davon später mehr), ist nur ein Bruchteil der Herz-Kreislauf-Todesfälle unter der Rubrik «Sekundentod» einzuordnen. Die weitaus meisten Sterbevorgänge aufgrund von Herz-Kreislauf-Versagen haben ihre Ursache in einer chronischen Herzinsuffizienz, die unter anderem durch Rauchen und Zuckerkrankheit begünstigt wird.

Über diese Art zu sterben wissen wir erstaunlich wenig; neueste Untersuchungen zeigen allerdings, dass die Symptome sterbender Herzpatienten in vielem denen von Krebspatienten ähneln. Insbesondere spielen Schmerzen und vor allem Atemnot die größte Rolle, zusammen mit der durch die Herzschwäche bedingten extremen Abgeschlagenheit. Diese wird von den Patienten nicht selten als das am meisten belastende Symptom angegeben und ist nicht einfach zu lindern.

*Lungentod:* Hier steht das Symptom der Atemnot eindeutig im Vordergrund, und die Geschwindigkeit der Verschlechterung der Lungenfunktion ist für das Ausmaß der Symptombelastung entscheidend. Bei einer rasch auftretenden Atemnot sind hohe Dosen von Medikamenten notwendig, und die gleichzeitig entstehende Angst kann extrem belastend sein. Bei einer chronischen Atemschwäche kommt es meistens zu einem friedlichen Tod im Schlaf, da sich der Körper an hohe Kohlendioxid-($CO_2$-)Spiegel im Blut gewöhnt und irgendwann friedlich in eine sogenannte $CO_2$-Narkose gleitet.

*Lebertod:* Wenn die Leber, zum Beispiel aufgrund von Tumormetastasen, ihre Funktion als Entgiftungszentrale des Körpers nicht mehr wahrnehmen kann, sammeln sich giftige Stoffwechselprodukte im Blut an, etwa Ammoniak und Bilirubin (das die charakteristische Gelbfärbung der Haut und Augen von Leberpatienten verursacht). Diese Stoffe haben eine dämpfende Wirkung auf das Gehirn, so dass die Patienten in einen Dämmerzustand und schließlich ins sogenannte Leberkoma fallen, in welchem sie in der Regel friedlich sterben. Allerdings kann es vor dem Leberkoma auch zu Phasen von Verwirrtheit und Unruhe kommen, die einer speziellen Therapie bedürfen (siehe Kapitel 4b).

*Nierentod:* Auch die Niere hat eine wichtige Entgiftungsfunktion für den Körper und ist außerdem für die lebensnotwendige Aufrechterhaltung der korrekten Ionenkonzentrationen (Natrium, Kalium, Kalzium usw.) im Organismus verantwortlich. Eine Störung des Ionengleichgewichts kann zu Verwirrtheit und Krampfanfällen, aber auch zu Herzrhythmusstörungen bis hin zum Herzstillstand führen. Ansonsten ist der Sterbeverlauf mit finalem Koma ähnlich wie beim Lebertod.

*Gehirntod:* Es wird hier bewusst nicht der Begriff «Hirntod» verwendet, da mit diesem Begriff in der Öffentlichkeit vor allem die Diskussion um die Organtransplantation verbunden wird (siehe nachfolgenden Abschnitt). Zunächst soll von dem

Tod durch Gehirnschädigung die Rede sein. Hier gibt es wiederum zwei Gruppen: zum einen die Fälle, in denen es zu einer Steigerung des Drucks im Gehirn kommt (z. B. durch Blutung, Gewebeschwellung nach Schlaganfall, Metastasen), wodurch Teile des Gehirns im engen Raum des Schädels zusammengequetscht werden, was die Hirnfunktionen erlöschen lässt und damit zum Tod führt (sog. «Einklemmung»). Diese Todesart verläuft relativ schnell und führt rasch zur Bewusstlosigkeit, kann allerdings von Krampfanfällen und Schmerzen begleitet sein. Die zweite, zunehmend häufige Gruppe ist die der Patienten mit Demenzen und anderen neurodegenerativen Krankheiten, deren fortschreitender Hirnabbauprozess über einen Zeitraum von Jahren schließlich dazu führt, dass das Hirn nicht mehr in der Lage ist, lebenswichtige Funktionen wie zuletzt das Essen und Schlucken korrekt zu steuern. Das hat wegen der Langsamkeit des Prozesses in der Regel einen friedlichen Tod zur Folge, wenn der Sterbeprozess nicht durch unnötige ärztliche Eingriffe gestört wird (siehe Kapitel 6).

Viele Todesfälle sind eine Kombination zweier oder mehrerer der eben beschriebenen Todesformen, wie zum Beispiel der Tod durch Lungenentzündung bei weit fortgeschrittener Demenz. Es kann aber hilfreich sein, sich daran zu erinnern, dass alle Sterbeverläufe grundsätzlich auf der Schädigung eines oder mehrerer lebenswichtiger Organe beruhen müssen.

## Ist der Hirntod der Tod des Menschen?

Die Diskussion über den Hirntod ist ein gutes Beispiel für teilweise irrationale Ängste in der Gesellschaft in Bezug auf das Lebensende. Ärzten und Wissenschaftlern gelingt es leider nicht immer, die zum Teil schwierigen Sachverhalte so zu erklären, dass diese Ängste abgebaut werden können.

Das Konzept des Hirntodes dient heute vor allem dem Zweck der Organentnahme für Transplantationen. Dazu ist es zum einen notwendig, dass ein menschlicher Organismus sich in einem Zustand befindet, der es ethisch und juristisch möglich macht, lebenswichtige Organe zu entnehmen, um sie in den Körper anderer Menschen einzusetzen. Zum anderen muss es dieser Zustand im Idealfall erlauben, die Organe durch künstliche Aufrechterhaltung der basalen Körperfunktionen (Atmung und Kreislauf) so lange intakt zu erhalten, bis das Explantationsteam vor Ort ist (sonst wären sie innerhalb von Minuten nicht mehr brauchbar).

Diese Voraussetzungen erfüllt das Kriterium des Hirntodes. Er stellt *nicht* den Zeitpunkt dar, an welchem alle Körperfunktionen unwiederbringlich erloschen sind: Mit Hilfe der modernen Intensivmedizin lassen sich die basalen Körperfunktionen hirntoter Patienten unter Umständen über Wochen aufrechterhalten. Der Hirntod stellt aber den Zeitpunkt dar, ab welchem die Integrität des Organismus unwiederbringlich verloren ist, die zumindest eine intakte Hirnstammfunktion erfordert. Das bedeutet, dass ab diesem Zeitpunkt zwar unterschiedliche Organe mit künstlicher Unterstützung noch unterschiedlich lange «Lebens»spannen vor sich haben können – der *Tod des Gesamtorganismus als integrierte biologische Einheit* ist aber zu diesem Zeitpunkt schon unumkehrbar vollzogen. Anders als zum Beispiel bei Patienten im Wachkoma brechen bei hirntoten Patienten mit Beendigung der Beatmung und Kreislaufunterstützung sämtliche lebenswichtigen Funktionen aufgrund der fehlenden Steuerung durch das Gehirn sofort zusammen.

Wie in vielen Situationen, die mit dem Lebensende zu tun haben, liegen die Probleme, die manche Menschen mit dem Hirntod haben, nicht auf einer rationalen, sondern auf einer (nicht zu unterschätzenden) intuitiv-psychologischen Ebene. Es fällt einfach schwer, einen Menschen mit rosiger Haut, warmer Körpertemperatur und dem Aussehen eines Schlafenden existentiell als «tot» zu akzeptieren. Dieser psychologischen Barriere ist nicht ohne Weiteres mit rationalen Argumenten beizukommen, wie jeder Arzt weiß, der Erfahrung mit Transplantationsgesprächen hat. Es gilt erst einmal, die dahinter liegende Trauer und Verzweiflung der Angehörigen zu akzeptieren und zu würdigen. Dann kann man sie vorsichtig darauf hinweisen, dass es um den *mutmaßlichen Willen des Patienten* in einer solchen Situation geht: Würde er einer Organentnahme zustimmen, wenn man ihn in dieser Situation fragen könnte? Dass der Patient juristisch wie medizinisch zu diesem Zeitpunkt bereits tot ist, bedeutet nicht, dass sein Wille unerheblich ist, sonst bräuchte niemand ein Testament zu verfassen oder einen Organspendeausweis auszufüllen. Die Zurückführung der Diskussion auf die Ermittlung des Patientenwillens ist für die Angehörigen sehr entlastend, was übrigens für alle Stellvertreterentscheidungen am Lebensende gilt (siehe Kapitel 8). Die Anzahl der Fälle, in denen die Angehörigen entscheiden müssen, dürfte sich in Zukunft dank des 2012 verabschiedeten neuen Transplantationsgesetzes, das eine Befragung aller Bürger durch die Krankenkassen über ihre Bereitschaft zur Organspende vorsieht, erfreulicherweise verringern.

## Geburt und Sterben als Parallelvorgänge

Es gibt erstaunlich viele Parallelen zwischen Geburt- und Sterbevorgang. Es sind die einzigen Ereignisse, die allen Menschen, ja allen Lebewesen gemeinsam sind. Es sind beides physiologische Vorgänge, für welche die Natur Vorkehrungen getroffen hat, damit sie möglichst gut verlaufen. *Beide laufen in den meisten Fällen am besten ab, wenn sie durch ärztliche Eingriffe möglichst wenig gestört werden.* Und in beiden Vorgängen greift die moderne Medizin zunehmend häufiger, zunehmend invasiver und teilweise zunehmend unnötiger ein.

### Geburt

Dass bei Schwangerschaft und Geburt komplizierte biologische Programme mehr oder weniger automatisch ablaufen, ist seit langem bekannt. In den letzten Jahren sind immer mehr molekularbiologische Details über die Embryonalentwicklung erforscht worden. Die faszinierenden biologischen Prozesse, die aus einer mikroskopisch kleinen Eizelle einen hochkomplexen menschlichen Organismus hervorbringen, werden genauestens studiert. Über die Vorgänge bei der Geburt wissen wir ebenfalls sehr viel: Sie wird über bestimmte Hormone gesteuert, die man auch künstlich zuführen kann, um eine überfällige Geburt «einzuleiten». Im Regelfall verläuft eine Geburt nach einem exakt von der Natur vorbereiteten Schema ab, das die Überlebenschancen für Mutter und Kind maximiert. Geübte Hebammen wissen, dass sie in der Regel möglichst wenig eingreifen müssen, damit die Geburt gut verläuft. Ärztliche Eingriffe sind nur in der Minderheit der Fälle nötig. In den Niederlanden, wo über die Hälfte der Geburten zu Hause ohne ärztliche Beteiligung stattfindet, ist die Säuglingssterblichkeit niedriger als in Italien, dem Land mit der höchsten Kaiserschnittrate Europas.

Bei einigen Geburten ist eine ärztliche Beteiligung ohne Frage zwingend erforderlich, wie beispielsweise bei Fehlstellung des Kindes, Vorerkrankungen der Mutter usw. Und in einer glücklicherweise sehr geringen Anzahl von Fällen (z. B. Früh- und Mehrlingsgeburten – Letztere entstehen heutzutage wiederum hauptsächlich durch künstliche Befruchtung) ist das ganze Hightech-Instrumentarium der Frühgeborenen- und Intensivmedizin notwendig, um das Überleben und die Gesundheit von Mutter und Kind zu ermöglichen. Hier sind in den letzten Jahren enorme Fortschritte gemacht worden, die auch Kindern unter 500 g Geburtsgewicht in vielen Fällen ein Überleben ohne schwere Behinderung ermöglichen.

Leider hat sich in den letzten Jahrzehnten des 20. Jahrhunderts ein gewisses Misstrauen gegenüber dem natürlichen Geburtsvorgang entwickelt, das zu einer zunehmenden Medikalisierung von Schwangerschaft und Geburt geführt hat. Der Nutzen von Vorsorgeuntersuchungen in der Schwangerschaft ist zwar grundsätzlich unbestritten. Ob sie allerdings wirklich so häufig sein müssen wie in Deutschland üblich, ist schon umstrittener. Nicht selten verunsichern Zufallsbefunde die werdenden Eltern. Die von Gynäkologen häufig empfohlene Kaiserschnittentbindung hat zu einer zunehmenden Verdrängung der natürlichen Geburt geführt. Deren Wert wurde erst in den letzten Jahren wiederentdeckt, wie unter anderem der Erfolg der immer häufiger anzutreffenden, von Hebammen geführten Geburtshäuser zeigt.

## Sterben

Beim Sterben laufen ebenfalls biologische Programme ab, die wir allerdings erst allmählich beginnen, zu verstehen bzw. wiederzuentdecken. Es ist bezeichnend, dass in der internationalen Klassifizierung der Diagnosen (ICD-10) der natürliche Tod nicht vorkommt. Wenn ein Mensch stirbt, muss dies offensichtlich Folge irgendeiner Krankheit sein. Der Tod aus «Altersschwäche», wie es früher hieß, ist in der modernen Medizin gar nicht mehr vorgesehen. Kein Wunder, dass Ärzte sich bemüßigt fühlen, permanent in die Sterbevorgänge ihrer Patienten einzugreifen: Sie wissen nicht – und haben es in ihrer Ausbildung nie gelernt –, dass es so etwas wie einen natürlichen Sterbeprozess gibt, den man vorbereiten, erkennen und begleiten kann, vor allem aber nicht unnötig stören sollte (siehe Kapitel 6 und 7).

Die allermeisten Sterbevorgänge (die Schätzungen gehen bis zu 90 Prozent) könnten mit Begleitung von geschulten Hausärzten und gegebenenfalls Hospizhelfern problemlos zu Hause stattfinden. Bei etwa zehn Prozent der Todesfälle ist, wie wir sehen werden, spezialisiertes palliativmedizinisches Wissen notwendig, das in den meisten Fällen ebenfalls im häuslichen Bereich angewendet werden kann (durch die sogenannten SAPV-Teams, siehe Kapitel 3). Und bei lediglich ein bis zwei Prozent der Sterbenden sind die Probleme so gravierend, dass sie nur auf einer spezialisierten Palliativstation behandelt werden können, wenn nötig unter Einsatz aller Mittel der modernen Medizin, aber mit dem ausschließlichen Ziel der Beschwerdelinderung.

Leider hat auch beim Sterben in der zweiten Hälfte des 20. Jahrhunderts ein zunehmender Medikalisierungsprozess eingesetzt. Durch die atemberaubenden Erfolge der operativen Medizin und der Intensivmedizin hat sich so etwas wie ein Allmachtsgefühl in der Medizin breitgemacht. Dies führte dazu, dass der Tod als Feind und sein Eintreten als Versagen, wenn nicht gar als narzisstische Kränkung empfunden wurde – und teilweise noch wird. Ein Interview mit Deutschlands wohl berühmtesten Herzchirurgen, Professor Bruno Reichart von der Universität München, trug im Jahr 2007 den vielsagenden Titel «Ich hasse den Tod».[2] Die Folgen dieser Einstellung waren und sind unnötiges Leiden für Patienten und ihre Familien sowie Frustration und Burn-out bei Ärzten und Pflegenden.

Ähnlich wie bei der Geburt hat auch beim Sterben als Reaktion auf diese Fehlentwicklung ein Prozess des Umdenkens eingesetzt, der zur «Wiederentdeckung» des natürlichen Todes und der urärztlichen Aufgabe der Sterbebegleitung geführt hat («Heilen manchmal, lindern oft, trösten immer», lautet eine alte Definition des Arztberufs).[3] Ist auf der einen Seite von der «sanften Geburt» die Rede, so wünschen sich fast alle Menschen einen «sanften Tod». Was damit gemeint sein kann, welche Hilfsmöglichkeiten es gibt und wie man sich darauf vorbereiten kann, davon wird in den folgenden Kapiteln die Rede sein.

## Nahtoderfahrungen

Ein Buch über das Sterben kann das Phänomen der sogenannten «Nahtoderfahrungen» nicht ignorieren, über das in den letzten Jahren eine Fülle von Material und Berichten zusammengetragen wurde. Schon Carl Gustav Jung hat sich mit dieser Art von «außerkörperlicher» Erfahrung (englisch *out of body experience*) beschäftigt, nachdem er selbst ein solches Erlebnis hatte. Dutzende von Büchern und unzählige Artikel wurden seitdem über dieses Thema verfasst. Als Arzt, der viele Sterbende begleitet hat, muss ich zugeben, dass mir ein solcher Fall nie begegnet ist. Aber die meisten Nahtoderfahrungen spielen sich im Umfeld von Unfällen, Intensivstationen oder Operationen ab, nicht auf Palliativstationen.

Oft wird in solchen Fällen berichtet, dass es während einer Operation oder einer anderen Form von Bewusstseinsstörung zu einem Gefühl kommt, als ob man aus dem eigenen Körper herausgerissen würde und die Situation von außen beobachten könnte. Die Betroffenen erinnern dann auch zum Teil genau, was in diesen Situationen von den Anwesenden (etwa dem Operationsteam) gesagt und getan wurde. Außerdem wird häufig ein Tunnel erwähnt, an dessen Ende sich ein starkes Licht befindet, in dem manche verstorbene Verwandte oder religiöse Gestalten erkennen. In der Regel herrscht ein Gefühl von Frieden und Wohlbefinden, so dass viele Betroffene berichten, dass ihnen die «Rückkehr» in den eigenen Körper schwergefallen sei.

Objektivieren lassen sich solche Erfahrungen nicht, denn sie haben alle gemeinsam, dass die Betroffenen eben nicht gestorben sind, sonst hätten sie nicht darüber berichten können. Ob es eine plausible neurophysiologische Erklärung für diese Phänomene gibt, ist umstritten. Unzweifelhaft ist aber: Die meisten Menschen, die eine Nahtoderfahrung erlebt haben, berichten, dass ihre Angst vor dem Tod danach deutlich geringer geworden und ihre Einstellung zum Leben ruhiger und gelassener ist. Das allein ist Grund genug, um dem ganzen Phänomen positiv gegenüberzustehen. Denn das, was die Angst vor dem Tod verringert, hilft den Menschen.

## 2
## Das Lebensende: Wunsch und Wirklichkeit

Bei Vorträgen über das Lebensende frage ich gerne die Zuhörer nach ihren Wunschvorstellungen für ihr eigenes Sterben und bitte sie, sich zwischen folgenden Möglichkeiten zu entscheiden:

1 einem plötzlichen, unerwarteten Tod aus voller Gesundheit heraus, z. B. durch Herzinfarkt;
2 einem mittelschnellen Tod durch eine schwere, fortschreitende Erkrankung (z. B. Krebs) über ca. zwei bis drei Jahre hinweg bei klarem Bewusstsein, mit bester Beschwerdelinderung und Palliativbegleitung;
3 einem langsamen Tod durch eine Demenzerkrankung über einen Zeitraum von acht bis zehn Jahren, auch hier bei bester Pflege und Palliativversorgung.

Die Zuhörer bekommen nur 15 Sekunden, um eine Entscheidung zu treffen – Sie als Leser dürfen sich gerne etwas mehr Zeit lassen und in Ruhe für sich überlegen, welche Möglichkeit Sie wählen würden und warum. Wenn Sie möchten, können Sie die Gründe für Ihre Entscheidung auch schriftlich niederlegen – Sie werden diese in Kapitel 8 wieder brauchen. Sie können auch überlegen, wie wohl die Mehrheit der Menschen entscheidet. Die Antwort dazu: Etwa drei Viertel der Menschen entscheiden sich für Alternative 1 (unerwarteter Sekundentod). Das übrige Viertel entscheidet sich fast komplett für Alternative 2 (mittelschneller Tod über zwei bis drei

Jahre bei klarem Verstand). Nur vereinzelt entscheiden sich Menschen für Alternative 3, den langsamen Tod durch Demenz.

Das zeigt uns schon sehr gut die Diskrepanz zwischen Wunsch und Wirklichkeit, die dem Leben nun einmal innewohnt und auch vor dem Sterben nicht haltmacht. Alternative 1, die von den meisten Menschen gewünscht wird, ereignet sich tatsächlich nur bei weniger als fünf Prozent der Todesfälle. Alternative 2 betrifft ungefähr 50 bis 60 Prozent der Sterbenden, Alternative 3 (die Demenz) wird in Zukunft für 30 bis 40 Prozent der Todesfälle verantwortlich sein, die Tendenz hier ist deutlich steigend.

Die nächste Frage betrifft den gewünschten Sterbeort. Es ist schon fast eine rhetorische Frage, die man auch umformulieren kann: Wer wünscht sich nicht, zu Hause zu sterben? Das sind immer nur ganz wenige Zuhörer. Passend dazu sagen alle Umfrageergebnisse, dass über 90 Prozent der Menschen am liebsten zu Hause sterben möchten. Dies gelingt aber derzeit nur etwa einem Viertel der Bevölkerung. Die weitaus meisten Todesfälle ereignen sich in Krankenhäusern und Pflegeheimen (siehe Tabelle 2.1).

**Tabelle 2.1: Sterbeorte in Deutschland**

| | |
|---|---|
| Krankenhaus | 42–43 % |
| Zu Hause | 25–30 % |
| Heim | 15–25 % (steigend) |
| Hospiz | 1–2 % |
| Palliativstation | 1–2 % |
| andere Orte | 3–7 % |

*Quelle: Deutsche Gesellschaft für Palliativmedizin*

Die nun folgende Frage an das Auditorium lautet: Welcher Faktor ist – nach den vorliegenden wissenschaftlichen Daten – ausschlaggebend für die Wahrscheinlichkeit, dass ein Mensch in den eigenen vier Wänden sterben kann? Was brauchen wir dafür? Die reflexhafte Antwort ist: viel Geld. Das passt zwar gut in den Wertekanon der modernen Gesellschaft. Aber genauso wie Geld bekanntlich nicht glücklich macht, ist Reichtum keine Garantie für einen Tod zu Hause. Als nächste Antwort kommt oft: gute Ärzte. Das ist schon nicht ganz falsch, wie wir später sehen werden, aber erstens gibt es dazu keine Daten (unter anderem, weil Ärzte sich nicht gerne in gute und schlechte einteilen lassen), und zweitens ist es bisher für den Einzelnen schwierig, diesen Faktor selbst zu beeinflussen (Privatpatient zu sein ist keine Garantie). Die dritte Antwort geht in die richtige Richtung: Familie bzw. Angehörige. Auf die Nachfrage «Welche?» kommt meist die Antwort «Ehepartner». Das hört sich logisch an, aber bei näherem Hinschauen muss man leider feststellen, dass die meisten Sterbenden hochbetagt sind und ihre Ehepartner, soweit noch vorhanden, damit in der Regel auch – keine gute Voraussetzung für eine Pflege zu Hause. Die dann folgende Antwort «Kinder» ist schon besser, bedarf aber einer Präzisierung: «Welche Kinder?» Hier dämmert es dann vor allem den Damen unter den Zuhörern, und sie antworten richtigerweise: *Töchter!*

Das ist kein trivialer Unterschied. Nach den vorliegenden Daten ist die Wahrscheinlichkeit, von der eigenen Tochter zu Hause gepflegt zu werden, viermal höher, als wenn dies der eigene Sohn tun soll. Gegenüber den Söhnen ist sogar die Wahrscheinlichkeit höher, von der Schwiegertochter gepflegt zu werden, allen Klischees zum Trotz. Es ist also jedem zu raten, als wichtigste Vorsorgemaßnahme für das Lebensende

## Altersaufbau der Bevölkerung Deutschlands 2050

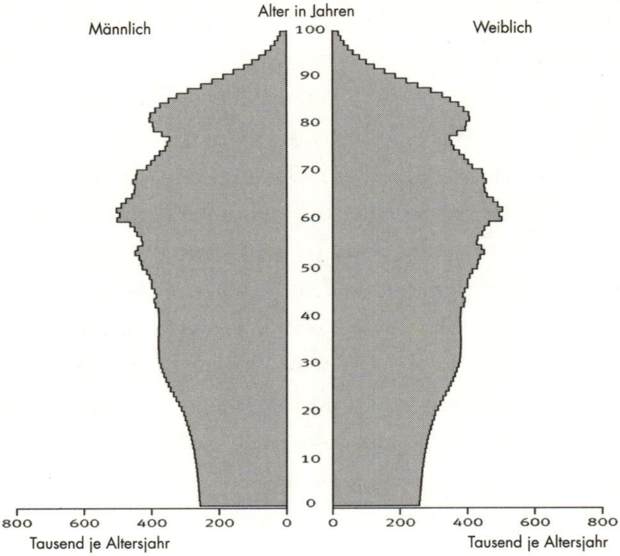


*Abbildung 2.1: Voraussichtliche Altersverteilung in Deutschland im Jahr 2050.*

mindestens eine, möglichst aber mehrere Töchter zu zeugen (das ist kein Witz). Wem nur Söhne gelingen, der sollte wenigstens die Auswahl der Schwiegertöchter sehr genau überwachen und sich mit ihnen beizeiten gut stellen.

Das größte Problem bezüglich der Versorgung am Lebensende lässt sich anschaulich darstellen: Es ist der demographische Wandel. Die Abbildung 2.1 zeigt die voraussichtliche Alterspyramide in Deutschland im Jahr 2050.

Auch die weniger Geometriebegabten, einschließlich des Verfassers dieser Zeilen, erkennen sofort, dass diese Altersverteilung mit einer Pyramide wenig gemein hat: Es fehlt die Basis. Es fehlen die nicht gezeugten Kinder, und diese lassen sich auch nicht «nach»zeugen, sondern sind einfach nicht da.

Deutschland liegt mit seiner Geburtenrate seit Jahren *weltweit* am untersten Ende.[1] Ein Demograph hat deswegen die Generation der heute 40–50-Jährigen als den größten Zeugungs-Rohrkrepierer der deutschen Geschichte bezeichnet. Die Folgen werden wir alle noch zu spüren bekommen.

Mit ihrem fachspezifischen Humor haben die Demographie-Forscher auch die zukünftige Form der Altersverteilung umbenannt: Sie sprechen nicht mehr von «Pyramide», sondern von der «Urnenform». Das ist insofern interessant, als für viele von uns das Jahr 2050 einen Zeitpunkt markiert, um welchen herum wir uns von der abgebildeten Urne in die nächste Urne werden verabschieden müssen. Womit wir wieder beim Thema wären. Schauen wir uns die in Frage stehenden Sterbeorte etwas näher an.

## Krankenhäuser

Die meisten Todesfälle ereignen sich in Krankenhäusern. Daran wird sich auch auf absehbare Zeit wenig ändern, wenngleich mit der Einführung der sogenannten «Spezialisierten Ambulanten Palliativversorgung» (SAPV, siehe Kapitel 3) ein wichtiger Schritt getan wurde, um möglichst vielen Schwerstkranken ein Sterben zu Hause zu ermöglichen. Deutsche Krankenhäuser haben im internationalen Vergleich einen sehr guten Ruf, die Qualität der medizinischen Versorgung gehört anhand der verfügbaren Statistiken zu den besten der Welt (das wird in Deutschland gerne vergessen). Allerdings beziehen sich diese Statistiken auf objektive Parameter wie beispielsweise Säuglingssterblichkeit oder Sterberate nach Operationen. Die Qualität der Betreuung Sterbender ist dabei nicht berücksichtigt.[2]

Tatsache ist, dass in deutschen Krankenhäusern ein sterbender Mensch immer noch häufig als eine Art «Betriebsstörung» gesehen wird, derer man sich am liebsten möglichst bald entledigen möchte. Im schlimmsten Fall steht der Sterbende als «negativer Kostenfaktor» da, und der Druck, ihn woandershin zu verlegen, um Kosten zu sparen, ist mitunter gewaltig. Die Häufigkeit und Dauer der Visiten verringern sich, und nach dem Tod wird der Leichnam nicht selten ganz rasch in einen Kellerraum überführt, ohne dass ein würdiges Abschiednehmen seitens der Angehörigen möglich ist – das Bett wird ja schließlich gebraucht.

Glücklicherweise findet in immer mehr Krankenhäusern mittlerweile ein Umdenken statt, auch dank der Zunahme palliativmedizinischer Einrichtungen. Allmählich entsteht eine neue Kultur der Abschiedsräume, in denen Angehörige und Freunde sich auf gute Art und Weise vom Verstorbenen verabschieden können. Zwei Beispiele solcher «Räume der Stille», wie sie oft genannt werden, sind in Abbildung 2.2 dargestellt.

## Intensivstationen

Ein hoher Anteil der Sterbefälle findet auf Intensivstationen statt. Hier ist die Diskrepanz zwischen heilungsorientiertem (kurativem) und sterbebegleitendem Ansatz besonders groß. Die Fortschritte der modernen Intensivmedizin haben vielen Menschen das Leben gerettet. Trotzdem hat die Vorstellung, auf einer Intensivstation sterben zu müssen, für die meisten Menschen etwas Furchterregendes. Die einzigen Menschen, die bei der Frage nach ihrem gewünschten Sterbeort die Intensivstation angeben, sind bezeichnenderweise selbst Intensivmediziner. Und tatsächlich, auch wenn dies paradox erscheinen mag, hat das Sterben auf einer Intensivstation nicht nur Nachteile. Die medizinische Versorgung und die Möglichkeiten zur Schmerzlinderung sind hervorragend, zumal Intensivärzte keine Scheu vor dem Einsatz von Morphin und anderen starken Schmerzmitteln haben. Allerdings sind die Räumlichkeiten auf einer Intensivstation meist nicht gut für eine Sterbebegleitung geeignet. Außerdem fehlt gelegentlich bei den Intensivärzten – mangels entsprechender Ausbildung – das Gefühl für den Zeitpunkt, von dem an jeder weitere Versuch der Lebensverlängerung sinnlos ist und eine Umstellung auf ausschließlich palliativmedizinische Maßnahmen geboten wäre (siehe Kapitel 7). Aber auch hier setzt langsam ein Umdenken ein.

## Pflegeheime

Die Vorstellung, das eigene Leben als «Pflegefall» im Heim beenden zu müssen, ist für viele Menschen so schrecklich, dass sie ernsthaft die Selbsttötung erwägen und sich sogar an entsprechende Sterbehilfe-Organisationen im Ausland wenden, um diesem Schicksal zu entgehen. Dabei gibt es auch hier, wie bei den Krankenhäusern, eine große Spannbreite in puncto Qualität, auch im Hinblick auf die Sterbebegleitung. Die Robert-Bosch-Stiftung hat in den letzten Jahren ein Schulungsprogramm zur Einführung von palliativer Praxis in Alten- und Pflegeheimen aufgelegt, das immer weitere Verbreitung findet (www.bosch-stiftung.de). Die Nachfrage nach der Art und Weise der Umsetzung des Palliativgedankens im Haus sollte bei der Auswahl eines Pflegeheims eine wichtige Rolle spielen, tut sie aber in der Praxis nicht. Das ist insofern

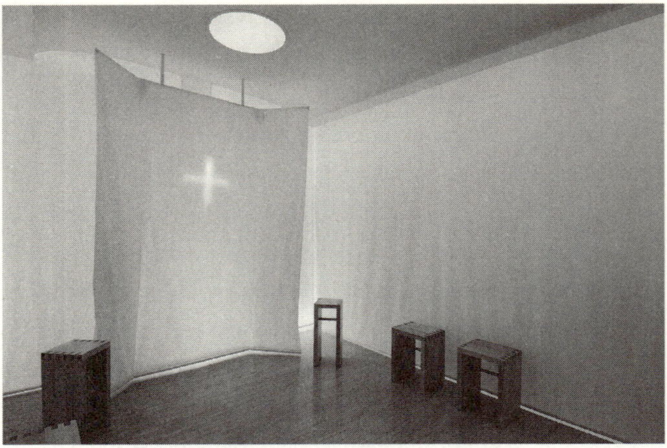

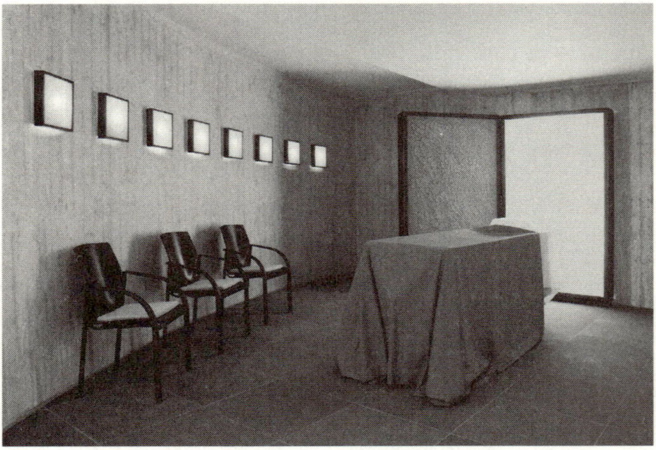

*Abbildung 2.2: Abschiedsräume in deutschen Krankenhäusern*
*Oben: «Raum der Stille» auf der Palliativstation im Interdisziplinären Zentrum für Palliativmedizin des Klinikums der Universität München. Der Raum ist überkonfessionell angelegt und kann mit verschiedenen Farben beleuchtet werden. Religiöse Symbole wie das Kreuz können auf Wunsch mittels Lichtprojektion dazukommen (Gesamtkonzept: Barbara Eble-Graebener, Tübingen).*
*Unten: «Raum der Stille» im Markus-Krankenhaus der Frankfurter Diakonie-Kliniken (Gestaltung: Madeleine Dietz, Landau; Architekt: FAAG – Dipl.-Ing. Klaus Vogel).*

verwunderlich, als die allermeisten Bewohner eines Pflegeheims dort auch sterben werden, und zwar bald: Im Durchschnitt innerhalb von etwas mehr als einem Jahr. Damit ist die Aufnahme in ein Pflegeheim mit einer schlechteren Prognose versehen als selbst hoch bösartige Tumore wie der Bauchspeicheldrüsenkrebs – ein Umstand, der zu denken geben sollte.

Die Zukunftsfähigkeit einer Gesellschaft wird sich auch daran messen lassen, wie sie mit ihren schwächsten und hilfsbedürftigsten Mitgliedern umgeht. Dazu gehören an erster Stelle pflegebedürftige Hochbetagte. Die Tatsache, dass jeder von uns eine nicht geringe Chance besitzt, selbst irgendwann zu diesem Personenkreis zu gehören, wird derzeit flächendeckend verdrängt – anders kann man sich die Vernachlässigung der Menschen in vielen dieser Institutionen, aber auch die zum Teil menschenverachtenden Bedingungen, unter denen in Altersheimen gearbeitet und gepflegt werden muss, nicht erklären. Wenn sich daran nicht grundlegend etwas ändert, wird irgendwann das Stichwort des «sozialverträglichen Frühablebens» uns alle viel direkter betreffen, als wir derzeit zu denken wagen.

### Zu Hause

Wie schon gesagt, ist das der Ort, an dem die allermeisten Menschen sterben möchten. Das scheitert in der Regel vor allem an einem unzureichenden sozialen, sprich familiären Umfeld. Hier zeigen sich große Unterschiede zwischen städtischen Ballungsräumen und ländlichen Gegenden. Während in Großstädten wie Berlin oder München inzwischen die meisten Haushalte Single-Haushalte sind, sind die Familienstrukturen auf dem Land vielerorts noch weitgehend intakt. Die Vorteile der Mehr-Generationen-Hausgemeinschaft werden plötzlich wieder aktuell – aber dazu müssten die Generationen erst einmal generiert werden (siehe die erwähnte demographische Urne). Mangels (Kinder-)Masse wird also intensiv und ernsthaft über Alternativen nachgedacht, wie zum Beispiel Alters-Wohngemeinschaften, die noch vor wenigen Jahren als Spinnereien abgetan worden wären. Die Richtung ist völlig richtig, der Teufel steckt zwar wie immer im Detail, aber ein Hoffnungsschimmer sind diese Entwicklungen allemal.

Auch wer sich über eine intakte und liebevolle Familie freuen kann, muss dennoch einiges beachten, wenn er seine Chancen auf ein Sterben zu Hause maximieren möchte. Dazu gehört die Tatsache, dass die Versorgungsstrukturen auf dem Land, wozu auch die Vororte großer Städte zählen, in der Regel deutlich schlechter sind als im Stadtgebiet selbst. Das gilt auch für die Pflege Hochbetagter und ist einer der Gründe für das in den letzten Jahren verstärkt zu beobachtende Phänomen der Re-Urbanisierung. Vor allem wohlhabende Menschen verlassen das Häuschen mit Garten im hübschen Vorort und ziehen, nachdem die Kinder (so vorhanden) das Haus verlassen haben, zurück in die Stadt, in ein deutlich kleineres Apartment, aber mit der Sicherheit eines guten Versorgungsnetzes.

Dass trotzdem die Pflege alter und schwerstkranker Menschen zu Hause oft nur durch den Einsatz von halb- bis illegal arbeitenden Pflegekräften aus dem Ausland möglich ist, ist ein bekannter und mittlerweile als chronisch zu bezeichnender Missstand. Auch hier wäre eine Anerkennung der Realität durch die Politik hilfreicher als ein permanentes Wegschauen und «So-tun-als-ob». Solange die Voraussetzungen für einen legalen und finanziell verkraftbaren Einsatz ausländischer Pflegekräfte nicht geschaffen werden, wird die Schwarzarbeit (und mit ihr Auswüchse wie Ausbeutung durch dubiose Mittelsmänner, Misshandlungen auf beiden Seiten usw.) weiter florieren.

### Palliativstationen und Hospize

Diese spielen als Sterbeorte rein statistisch nur eine untergeordnete Rolle (derzeit zwei bis vier Prozent der Sterbefälle). Warum dies so ist, und auch gut so ist, wird im folgenden Kapitel deutlich, in welchem die Strukturen der Sterbebegleitung in Deutschland und ihre gegenseitige Verzahnung dargestellt werden.

# 3
# Strukturen der Sterbebegleitung

Was brauchen die Menschen am Lebensende? Die Antwort «Liebe und Zuwendung» wäre zu einfach – das braucht jeder Mensch zeit seines Lebens, und zwar nicht erst ab der Geburt, sondern, wie die neuesten Forschungen zeigen, auch schon vorher. Und doch ist diese Antwort nicht falsch. Gefragt nach ihren Vorstellungen für das Lebensende, antworten die Menschen im Wesentlichen mit zwei Wünschen: Schmerzfreiheit und Geborgenheit. Dabei steht der Begriff der «Schmerzfreiheit» stellvertretend für den Wunsch nach Linderung von Leiden – nicht nur physischer Natur. Unter «Geborgenheit» verstehen die meisten Menschen das Eingebettet-Sein in ein soziales System, das sie als Individuum mit ihrer unverwechselbaren Identität und Würde bis zum Tod akzeptiert und respektiert. Für viele Menschen hat der Begriff «Geborgenheit» auch die Konnotation des Sich-geborgen-Fühlens in einem die eigene Person und die sichtbare Welt transzendierenden Sinnzusammenhang, der mit religiösen Begriffen beschrieben werden kann, aber nicht muss.

Die psychosoziale Geborgenheit setzt im Idealfall eine intakte Familienstruktur voraus. Diese ist aber in den letzten Jahrzehnten aus mehreren Gründen immer seltener geworden: Eheschließungen sind rückläufig, Scheidungen nehmen zu, Partnerschaften auf Zeit werden immer häufiger. Das ist keine moralische Wertung, sondern eine nüchterne statistische Feststellung. Die schon beschriebene Folge ist, dass –

insbesondere in den städtischen Ballungsräumen – Single-Haushalte immer mehr zur Regel werden. Das hat auch Folgen für die Strukturen der Sterbebegleitung, die mit der sozialen Vereinsamung vieler Hochbetagter zurechtkommen müssen. Im Folgenden werden die wichtigsten Säulen der professionellen und ehrenamtlichen Sterbebegleitung in Deutschland vorgestellt.

## Niedergelassene Ärzte

Manchen wird es vielleicht überraschen: Dies ist und wird, auch in Deutschland, die wichtigste Säule der Sterbebegleitung bleiben. Ohne die niedergelassenen Ärzte, insbesondere die Haus- und Allgemeinärzte, geht gar nichts. Wie schon ausgeführt, sollten in einem einwandfrei funktionierenden Gesundheitssystem über 90 Prozent der Sterbenden gut begleitet und mit guter Symptomlinderung sterben können, ohne jemals einen Palliativmediziner zu Gesicht zu bekommen. Dies setzt voraus, dass die entsprechenden Kenntnisse im Studium und in der Facharztausbildung erworben werden.

Haus- und Allgemeinärzte haben eine zentrale Rolle im Gesundheitswesen inne, die in den kommenden Jahren voraussichtlich weiter zunehmen wird. Sie garantieren eine Kontinuität der Betreuung über Jahre, manchmal Jahrzehnte, und nicht selten über Generationen hinweg. Gerade wenn man an die soziale Komponente des Sterbens denkt (siehe Kapitel 4c), wird die Bedeutung des Hausarztes, der im englischen Sprachraum die schöne Bezeichnung *family doctor*[1] trägt, deutlich.

Die Hausärzte beginnen inzwischen, die Wichtigkeit ihrer Aufgabe am Lebensende ernst zu nehmen und auch konsequent eine Verbesserung der strukturellen Voraussetzungen einzufordern. Solange für den Hausbesuch eines Allgemeinarztes im Schnitt ca. 18 Euro vergütet werden, braucht man sich nicht zu wundern, wenn nur äußerst engagierte und idealistische Ärzte bereit sind, die physischen, emotionalen und logistischen Strapazen einer guten häuslichen Sterbebegleitung auf sich zu nehmen.

Etwas anders verhält es sich mit den Fachärzten. Diese leben in Deutschland einträglich von der zum Teil relativ hohen Vergütung spezialisierter, vor allem technischer Leistungen (Herzkatheter bei den Kardiologen, Organspiegelungen aller Art bei den Gastroenterologen usw.). Die Konzentration auf das jeweilige Organ, die typisch für das deutsche Facharztwesen ist, steht einer ganzheitlichen Begleitung gelegentlich etwas im Wege. Das ist bedauerlich, denn die meisten Menschen sterben heute an chronischen Erkrankungen mit zum Teil komplexen Verläufen, vor allem aus den Bereichen Herz/Kreislauf, Krebs und Nervensystem, aber auch an Erkrankungen von Lunge, Leber, Niere usw. Hier wäre das Fachwissen der Spezialisten in Verbindung mit einer ganzheitlichen Sichtweise für eine gute Sterbebegleitung dringend notwendig. Wegen der längeren Überlebenszeiten bei chronischen Krankheiten (bedingt durch die Fortschritte der Medizin) betreuen Fachärzte ihre Patienten oft ebenfalls über Jahre und wären damit geradezu prädestiniert, sie auch auf ihrem letzten Lebensweg zu begleiten. Leider ist die Wahrnehmung dieser Aufgabe durch Kardiologen, Neurologen oder Lungenärzte noch gering ausgeprägt.

## SAPV-Teams

Das ist eine der wichtigsten Neuerungen im deutschen Gesundheitswesen in den letzten Jahren. Mit der Gesundheitsreform 2007 wurde ein gesetzlicher Anspruch aller Versicherten auf die sogenannte «Spezialisierte Ambulante Palliativversorgung» (abgekürzt SAPV) statuiert. Dies geschah gegen erheblichen Widerstand der Krankenkassen, die unkontrollierbare Mehrausgaben fürchteten. Auch die niedergelassenen Ärzte, die in permanenter Konkurrenzangst leben, äußerten Bedenken. Was aber ist die SAPV genau?

Hinter diesem Kürzel versteckt sich, wie meistens im Gesundheitswesen, ein kompliziertes Paragraphen-Regelwerk, welches das Resultat eines mühsam ausgehandelten Kompromisses zwischen unterschiedlichen Interessengruppen ist. Leider war die Interessengruppe, um die es eigentlich geht, nämlich die Palliativpatienten, so gut wie nicht in diesen Prozess eingebunden (die sogenannte *patient participation* ist im angelsächsischen Raum schon lange die Regel, bei uns gibt es erste zaghafte Ansätze, begleitet von viel Skepsis. Zitat aus einer Verhandlungsrunde: «Dazu kommt es noch, dass die Patienten selbst entscheiden, was für sie gut ist und was nicht!»).

Zur Verwirklichung des allen gesetzlich Krankenversicherten neu eingeräumten Anspruchs auf SAPV sollen in Deutschland flächendeckend sogenannte SAPV-Teams gebildet werden. Diese setzen sich zusammen aus Ärzten, Krankenschwestern und Koordinationskräften (das können auch Sozialarbeiter sein). In der Regel soll ein solches Team aus acht Mitarbeitern bestehen und 250 000 Einwohner versorgen, was rechnerisch eine Anzahl von 330 SAPV-Teams für das gesamte Bundesgebiet ergibt. Aufgabe eines SAPV-Teams ist es, die Hausärzte bei der häuslichen Betreuung von besonders schwer kranken Patienten in der letzten Lebensphase zu unterstützen, falls nötig die Patientenversorgung ganz oder teilweise zu übernehmen und mittels einer Rund-um-die-Uhr-Rufbereitschaft sicherzustellen, dass unnötige Krankenhauseinweisungen vermieden und der Wunsch der allermeisten Menschen, zu Hause zu sterben, realisiert werden kann.

In der Praxis funktionieren zumindest einige dieser Teams schon sehr gut. Das SAPV-Team des Klinikums der Universität München, das im Oktober 2009 als erstes Team in München einen Vertrag mit den Kassen abschließen konnte, hat im ersten Jahr seines Bestehens 278 Patienten betreut, wovon allerdings nur 175 die strengen Voraussetzungen für eine Finanzierung durch die Krankenkassen erfüllten. 82 Prozent der verstorbenen Patienten konnten zu Hause sterben, 17 Prozent starben auf einer Palliativstation oder in einem stationären Hospiz, und nur ein Patient starb auf einer Akutstation.[2] Bedenkt man, dass im Durchschnitt in Deutschland nur 25 Prozent der Menschen zu Hause sterben und dass es sich bei den SAPV-Patienten definitionsgemäß um die besonders schwer kranken und betreuungsaufwändigen Palliativpatienten handelt,[3] dann sind diese Zahlen durchaus beeindruckend. Der Teufel steckt aber wie immer im Detail. Hier in Kürze die größten Probleme der SAPV:

1. Die Hürden, welche die Kassen für einen Vertragsabschluss stellen, sind sehr hoch, was wegen der unleugbaren Existenz einzelner «schwarzer Schafe» auf Arztseite (das sind Ärzte, denen die Gewinnmaximierung mehr am Herzen liegt als das Patientenwohl) zum Teil verständlich ist. Nicht

akzeptabel ist aber der enorme Dokumentationsaufwand, der den SAPV-Teams auferlegt wird, mit der Folge, dass mehr Zeit am Schreibtisch verbracht werden muss als beim Patienten.

2. Besonders unangenehm ist der ständige Kampf mit den Krankenkassen, die dazu neigen, Patienten trotz ärztlicher Verordnung nicht als SAPV-Patienten anzuerkennen (und damit die Betreuung nicht zu finanzieren), wenn nicht technische Geräte wie Schmerzpumpen oder Ähnliches angewendet werden. Dies verkennt die Aufgabe der Palliativmedizin als ganzheitliche Sterbebegleitung und setzt falsche Anreize in Richtung einer Technisierung des Lebensendes, wie sie durch die SAPV eigentlich verhindert werden sollte.
3. Eine große Gefahr stellt die in letzter Zeit zu verzeichnende Tendenz der Krankenkassen dar, die SAPV und die häusliche Pflege gegeneinander «auszuspielen». Die Familien werden vor die Wahl gestellt: entweder das eine oder das andere. Das widerspricht der Intention des Gesetzgebers, der die SAPV bewusst als *zusätzliche* Leistung zu den bestehenden Versorgungsstrukturen geschaffen hat, um die Qualität der Versorgung Sterbender zu verbessern. Die SAPV soll gerade *nicht* die Grund- und Behandlungspflege leisten, sondern die Pflegedienste, Hausärzte und alle anderen Professionellen in der Sterbebegleitung koordinieren, beraten und unterstützen. Es kann nur jeder Familie geraten werden, die vor eine solche Wahl gestellt wird, der jeweiligen Kasse mit juristischen Schritten und notfalls mit dem Gang an die Öffentlichkeit zu drohen – das wirkt nach unserer Erfahrung Wunder.

Trotz dieser Probleme stellt die Einführung der SAPV grundsätzlich einen sehr positiven Schritt für die häusliche Versorgung Schwerstkranker und Sterbender dar und ist insofern zu begrüßen. Die weitere Umsetzung muss allerdings stärker als bisher die Bedürfnisse der Patienten und Familien im Auge haben und die Gefahr des Abgleitens in einen Kleinkrieg von Partikularinteressen vermeiden.

### Palliativstationen

Es ist wichtig, den Unterschied zwischen einer Palliativstation und einem stationären Hospiz zu verstehen; er ist selbst vielen Ärzten noch nicht völlig klar. Eine Palliativstation ist eine Akutstation innerhalb eines Krankenhauses, sie steht unter ärztlicher Leitung. Aufgabe einer Palliativstation ist *nicht* primär die Begleitung in der Sterbephase, sondern die Bewältigung von Krisensituationen bei unheilbar Kranken. Auslöser für solche Krisen können körperliche Symptome sein wie Schmerz, Atemnot, Erbrechen oder Delir, aber auch psychosoziale Krisen mit drohendem Zusammenbruch des Familiensystems oder existentielle/spirituelle Krisen mit akutem Wunsch nach Lebensbeendigung (der meist ein Hilfeschrei ist, siehe Kapitel 9).

Aufgabe einer Palliativstation ist es, mittels eines spezialisierten Teams aus Ärzten, Pflegenden, Sozialarbeitern, Psychologen und Seelsorgern die Ursachen der Krise herauszufinden und sie mit gezielten Interventionen baldmöglichst zu beheben, damit die Patienten in stabilem Zustand und mit einem guten Versorgungskonzept nach Hause verlegt werden können. Dafür muss die Station Zugang zu allen diagnostischen und therapeutischen Möglichkeiten eines Akutkrankenhauses haben, denn Palliativmedizin kann auch Hightech-Medizin bedeuten (siehe Kapitel 4b). Die Patienten bleiben im Durchschnitt ca. zwei Wochen auf einer Palliativstation. Die Entlassungsrate liegt in der Regel bei ca. 50 Prozent, wobei die meisten Patienten nach Hause entlassen werden und einige ins stationäre Hospiz.

Die erste Palliativstation Deutschlands wurde übrigens an der Universitätsklinik Köln im Jahr 1983 eingerichtet, eine Pioniertat des Chirurgen Heinz Pichlmaier.

Die zukünftige Finanzierung der Palliativstationen steht allerdings derzeit (Stand Mitte 2013) auf wackligen Füßen. Erklärtes Ziel der Krankenkassen ist es, Palliativstationen in Zukunft über sogenannte Fallpauschalen zu finanzieren, bei denen pro Patient ein fester Durchschnittsbetrag bezahlt wird, unabhängig von Krankheitsschwere und Aufenthaltsdauer. Die Fallpauschalen-Finanzierung dient allgemein dazu, die Liegedauer der Patienten in Krankenhäusern zu verkürzen, um Kosten zu sparen. Dieses Ziel wurde in Deutschland nachweislich erreicht, wenn auch zum Teil mit der Folge der sogenannten «blutigen Entlassungen». Aber: Bei Palliativstationen, auf denen etwa die Hälfte der Patienten verstirbt, erzeugt eine solche Finanzierungsform automatisch einen ethisch inakzeptablen Druck hin zum *Fallpauschalen-verträglichen Frühableben* der Schwerstkranken. So etwas sollte sich nun wirklich von selbst verbieten.

## Palliativmedizinische Konsiliardienste

In Krankenhäusern, die über eine Palliativstation verfügen, werden die dort tätigen Palliativmediziner regelmäßig zur Beratung bei unheilbar kranken Patienten hinzugebeten, die auf anderen Stationen desselben Krankenhauses liegen. Durch diesen sogenannten «Konsiliardienst» (von *consilium*, dem lateinischen Wort für Beratung) können die Schmerz- und Symptomkontrolle optimiert, unnötige Therapien vermieden und die Wünsche des Patienten für seine letzte Lebensphase ermittelt und respektiert werden. Richtig arbeiten kann ein palliativmedizinischer Konsiliardienst allerdings nur, wenn er multiprofessionell besetzt ist. Dazu gehören mindestens eine ärztliche, eine pflegerische und eine sozialarbeiterische Fachkraft. Solche Teams (in England auch *Hospital Support Teams*, Krankenhaus-Unterstützungs-Teams genannt) können die Grundprinzipien der Palliativmedizin ins gesamte Krankenhaus «exportieren» und stellen eine sehr wirksame und kosteneffiziente Art der Verbesserung der Palliativversorgung in Akutkrankenhäusern dar (in denen, wie oben erwähnt, fast die Hälfte aller Menschen sterben).

Es liegt auf der Hand, dass diese Konsiliardienste vor allem für solche Krankenhäuser wichtig sind, die keine Palliativstation vorhalten. Im Jahr 2009 wurden sie in Bayern Teil des Fachprogramms «Palliativversorgung in Krankenhäusern», was eine Finanzierung dieser Dienste durch die Krankenkassen ermöglicht und gleichzeitig die notwendigen Qualitätsstandards festschreibt.[4]

## Stationäre Hospize

Das erste stationäre Hospiz in Deutschland wurde 1986 in Aachen eröffnet (Hospiz «Haus Hörn»). Stationäre Hospize kann man am besten beschreiben als kleine, hochspezialisierte Pflegeheime für Sterbende. Sie haben in der Regel acht bis sechzehn Betten und stehen unter pflegerischer Leitung. Anders als bei Palliativstationen ist in stationären Hospizen keine ständige Arztpräsenz vorhanden. Die ärztliche Betreuung wird, ähnlich wie bei Alten- und Pflegeheimen, von niedergelassenen Ärzten erbracht, die die Patienten im Hospiz besuchen. Die meisten dieser Ärzte besitzen inzwischen die Zusatzbezeichnung Palliativmedizin und bilden sich regelmäßig fort. Es ist allerdings nicht immer einfach, Haus- und Allgemeinärzte für diese Tätigkeit zu motivieren, weil sie schlecht honoriert wird (siehe oben).

Stationäre Hospize sind oft in der Trägerschaft von Hospizvereinen, manchmal auch von Krankenhäusern oder großen Sozialverbänden wie Diakonie und Caritas. Die wirtschaftlichen Rahmenbedingungen für stationäre Hospize wurden in den letzten Jahren verbessert. Trotzdem muss der Träger noch einen zehnprozentigen Zuschuss zu den Betriebskosten bereitstellen, was die Motivation zur Eröffnung einer solchen Einrichtung etwas bremst (weitere Informationen unter www.dhpv.de).

### Ambulante Hospizdienste

Die zahlenmäßig größte Gruppe bilden die ambulanten Hospizdienste. Der erste solche Dienst wurde in München 1985 mit dem Christophorus Hospiz Verein gegründet. Zunächst waren Hospizdienste Gruppen von Ehrenamtlichen, die als Begleiter vor allem alleinstehenden Sterbenden in den letzten Wochen und Tagen zur Seite stehen wollten. Inzwischen hat sich ein deutlicher Wandel vollzogen: Zum einen werden die Ehrenamtlichen genau ausgewählt, ausführlich geschult und professionell koordiniert und begleitet, was sehr zu begrüßen ist. Aus der Anfangsphase hat man gelernt, dass manchmal Menschen durch die Begleitung ihre eigenen psychologischen Defizite ausgleichen oder ihre unverarbeitete Trauer einbringen wollten – beides keine gute Basis für die Sterbebegleitung. Zum anderen haben die größeren Hospizvereine fast immer auch mehrere hauptamtliche Mitarbeiter, in der Regel Palliativpflegekräfte und Palliativ-Sozialarbeiter, die zum Teil hochprofessionelle palliative Beratungsdienste anbieten. Diese waren und sind bis heute fast ausschließlich spendenfinanziert, obwohl sie dem deutschen Gesundheitssystem (unter anderem durch Verhinderung unnötiger Krankenhauseinweisungen) viel Geld sparen. Daher ist es verständlich, wenn viele Hospizvereine derzeit versuchen, als Träger eines SAPV-Teams von den Kassen anerkannt zu werden, was einen Übergang in die Regelfinanzierung bedeutet. Ob damit auch eine Abkehr von den ehrenamtlichen Wurzeln der Hospizbewegung vollzogen wird oder es sich lediglich um eine notwendige Anpassung an veränderte Rahmenbedingungen handelt, wird innerhalb der Hospizbewegung kontrovers diskutiert (siehe auch Kapitel 10).

## Die Versorgungspyramide

Es ist wichtig zu betonen, dass es kein vernünftiges Ziel sein kann, ein Land wie die Bundesrepublik mit Palliativstationen und stationären Hospizen zuzupflastern. *Palliative Care gehört in die Köpfe, nicht in die Mauern.* Palliativstationen und stationäre Hospize sind die Spitze einer Versorgungspyramide, die bei den niedergelassenen Ärzten beginnt und sukzessive immer kleinere Patientengruppen umfasst (Abbildung 3.1). Das lässt sich aus einem einfachen Vergleich mit der Zuckerkrankheit (Diabetes) ableiten.

Jeder Hausarzt ist in der Lage, einen unkomplizierten Diabetes medikamentös einzustellen. Schwierigere Fälle werden zum Facharzt überwiesen. Dieser schickt die auch für ihn zu komplizierten oder aufwändigen Patienten ins lokale Krankenhaus. Diejenigen unter ihnen, die ganz besonders schwere Probleme aufweisen, werden zum nächstgelegenen Universitätsklinikum geschickt, in welchem meist (aber nicht immer) eine spezialisierte diabetologische Station vorhanden ist. Niemand stellt die Sinnhaftigkeit solcher Spitzeneinrichtungen zur Versorgung der allerschwersten Fälle (und auch als Basis für die Wissenserweiterung durch Forschung) in Frage. Aber kein vernünftiger Mensch würde jemals vorschlagen, in jedem noch so kleinen deutschen Krankenhaus eine hochspezialisierte Diabetes-Station einzurichten. Und doch gibt es Akteure im Gesundheitswesen, welche genau dies für Palliativstationen fordern.

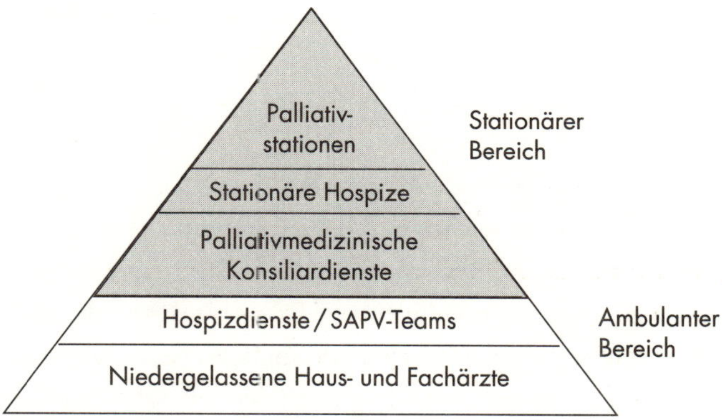


*Abbildung 3.1: Die Versorgungspyramide am Lebensende in Deutschland.*

## Was ist noch zu tun?

Die Rolle der niedergelassenen Haus- und Fachärzte in der Sterbebegleitung muss in ihrer zentralen Bedeutung verstanden und gefördert werden, und zwar sowohl durch Fortbildungsangebote als auch durch eine leistungsgerechte Vergütung – schließlich sollen sie ja 90 Prozent der Arbeit am Lebensende stemmen. Die sogenannte «Allgemeine Ambulante Palliativversorgung» (AAPV) darf also auf keinen Fall vernachlässigt werden. Sonst hätten wir die paradoxe Situation, dass zwar die besonders schwer erkrankten Menschen am Lebensende eine gute palliativmedizinische Betreuung bekommen können (vorausgesetzt, sie erhalten Zugang zu einem SAPV-Team), aber die große Mehrheit der «nicht-ganz-so-kranken» Sterbenden mit mangelhaft ausgebildeten und unzureichend für diese Aufgabe bezahlten niedergelassenen Ärzten vorliebnehmen muss. Das kann nicht der Sinn der Sache sein.

### Die Ausbildung der Medizinstudenten

Das ist die vielleicht wichtigste Voraussetzung für eine nachhaltige Verbesserung der medizinischen Sterbebegleitung: Medizinstudenten müssen nunmehr Palliativmedizin als Teil ihrer ärztlichen Kernkompetenz im Studium vermittelt bekommen. Das war bis vor kurzem nicht der Fall. Die Universität München führte 2004 als erste Universität in Deutschland die Palliativmedizin als Pflichtfach ein, wobei von Anfang an auch Pflegende, Psychologen, Sozialarbeiter und Seelsorger in die Lehre eingebunden wurden. Nur wenige andere Universitäten zogen nach, bis 2009 waren es sechs von insgesamt 36. Sozusagen «im Windschatten» der Gesetzgebung zur Patientenverfügung (siehe Kapitel 8) gelang es 2009, Palliativmedizin als Pflichtlehr- und Prüfungsfach in die Approbationsordnung für Ärzte einzubringen. Mehrere Anläufe dazu waren in den Jahren zuvor gescheitert. Damit es 2009 klappte, bedurfte es einer Verkettung glücklicher Umstände.

Der Verfasser dieses Buches war am 4. März 2009 als Sachverständiger im Gesetzgebungsverfahren zur Patientenverfügung beim Rechtsausschuss des Bundestages eingeladen. Um auf die dringende Notwendigkeit eines Ausbaus der Lehre im Fach Palliativmedizin hinzuweisen, stand auf jeder Seite meiner schriftlichen Stellungnahme die Fußzeile «CETERUM CENSEO MEDICINAM PALLIATIVAM ESSE DOCENDAM».[5] Außerdem hatte ich für das mündliche Statement am Anfang der Anhörung die folgende Passage vorbereitet: «Verehrte Mitglieder des Rechtsausschusses! Sie lassen es seit Jahren zu, dass 90 Prozent der Medizinstudenten in Deutschland ihre Approbation als Arzt bekommen, ohne die geringste Ahnung von Palliativmedizin und Sterbebegleitung zu haben. Sie nehmen damit billigend in Kauf, an Ihrem Lebensende mit neunzigprozentiger Wahrscheinlichkeit an eben einen solchen Arzt zu geraten. Das nenne ich selbstschädigendes Verhalten.» Nach diesen Worten wurde es im großen, randvoll mit Abgeordneten und Publikum gefüllten Anhörungssaal des Bundestags sehr still. Nur eine Woche später erreichte mich ein Anruf aus der Regierungsfraktion, die um einen Formulierungsvorschlag für ein entsprechendes Gesetz bat. Über diesen Vorschlag sollte am 19. Juni im Bundestag abgestimmt werden.

Vor der Abstimmung versuchte der Medizinische Fakultätentag (die mächtige Vereinigung aller medizinischen Fakultäten

Deutschlands), das Gesetz noch zu verhindern. In einer Presseerklärung ließ der Fakultätentag allen Ernstes verlauten: «Die Palliativmedizin hat in der klinischen Lehre bereits eine wichtige fächerübergreifende Stellung und ist Teil der ärztlichen Abschlussprüfung. Eine weitere Regelung leuchtet daher nicht ein.» Der Gesetzentwurf solle daher «von überflüssigen Nebenwirkungen entschlackt werden».[6] Diese dreiste Abwehrbehauptung rief die Bundesvereinigung der Medizinstudierenden (bvmd) auf den Plan, die sich seit Jahren für die palliativmedizinische Lehre starkgemacht hatte. In einer Pressemitteilung appellierten die Studierenden an den Bundestag und den Bundesrat, das Gesetz passieren zu lassen, und widersprachen der Schutzbehauptung des Fakultätentags vehement: «Bis auf wenige einzelne Universitäten wird das Fach Palliativmedizin nicht als Pflichtlehr- und Prüfungsfach gelehrt und somit eine mangelhafte bis nicht vorhandene Ausbildung von Medizinern im Umgang mit Sterbenden in Kauf genommen.»[7] Das Gesetz wurde vom Bundestag am 19. Juni angenommen und vom Bundesrat am 10. Juli 2009 endgültig bestätigt.

Einziger Wermutstropfen: Die volle Wirkung dieses Gesetzes auf die Palliativversorgung in Deutschland wird sich erst in ca. 20 bis 25 Jahren entfalten – aber der Anfang ist getan.

## Ausbildung schon tätiger Professioneller

Um die schon fertigen Ärzte, Pflegenden und sonstigen in der Palliativversorgung tätigen Professionellen mit dem Wissen vertraut zu machen, das ihnen bislang in ihrer Grundausbildung vorenthalten wurde, gibt es seit Jahren zunehmend viele Fort- und Weiterbildungsangebote vor allem seitens der deutschen Palliativ-Akademien. Die Deutsche Krebshilfe hat hier mit der Mildred-Scheel-Akademie in Köln eine Pionierrolle gespielt. Inzwischen gibt es in den meisten Bundesländern Einrichtungen, die interessierten Vertretern der verschiedenen Berufsgruppen Kurse anbieten, mit denen unter anderem auch die Qualifizierung als Palliativmediziner bzw. Palliative-Care-Pflegekraft erlangt werden kann. Für beide Zusatzbezeichnungen sind vier Wochenkurse à 40 Stunden vorgeschrieben. Das ergibt natürlich noch lange keine echten Spezialisten in der Palliativmedizin oder Palliativpflege, ist aber eine sehr gute Basis, um beispielsweise als Pflegekraft auf einer Palliativstation zu arbeiten oder als niedergelassener Arzt Patienten im stationären Hospiz zu betreuen.

## Ausblick

Der Ausbau einer vernünftigen und bedarfsgerechten Versorgungsstruktur für Schwerstkranke und Sterbende erscheint in Deutschland durchaus möglich. Der Weg dahin ist allerdings noch weit, und die Gefahr der Einflussnahme durch sachfremde Interessen ist, wie überall im Gesundheitswesen, ständig gegeben. Aber die ersten Schritte weisen in die richtige Richtung.

**Tipp:** Adressen von Palliativ- und Hospizeinrichtungen in Ihrer Nähe finden Sie in der Online-Version des «Wegweiser Hospiz und Palliativmedizin Deutschland»: www.wegweiser-hospiz-und-palliativmedizin.de

# 4
# Was brauchen die Menschen am Lebensende?

Die Definition der Palliativbetreuung durch die Weltgesundheitsorganisation (WHO) lautet:

«Palliativbetreuung dient der Verbesserung der Lebensqualität von Patienten und ihren Familien, die mit einer lebensbedrohlichen Erkrankung konfrontiert sind. Dies geschieht durch Vorbeugung und Linderung von Leiden mittels frühzeitiger Erkennung, hochqualifizierter Beurteilung und Behandlung von Schmerzen und anderen Problemen physischer, psychosozialer und spiritueller Natur.»[1]

Zum ersten Mal in der Medizingeschichte werden hier bei der Definition eines medizinischen Fachgebiets die physischen, psychosozialen und spirituellen Probleme auf der gleichen Höhe gesehen. Daher wird in den folgenden Abschnitten von medizinischer Therapie, psychosozialer Betreuung und spiritueller Begleitung die Rede sein. Am Anfang steht jedoch ein Abschnitt über Kommunikation, denn diese ist die unabdingbare Voraussetzung jeder Patientenbegleitung.

## a. Kommunikation

Kommunikation ist das A und O in jedem Arzt-Patienten-Verhältnis, nicht nur am Lebensende. Auch wenn man, nach dem berühmten Motto Paul Watzlawicks, nicht *nicht* kommunizieren kann, kann man sehr wohl schlecht kommunizieren – das beweisen Ärzte leider nicht selten. Im Folgenden sollen einige grundsätzliche Fakten über die verschiedenen Arten der Kommunikation am Lebensende dargestellt und Wege zur Verbesserung aufgezeigt werden (siehe auch Kapitel 7).

### Empirische Beobachtungen

Die Schwerpunkte des Medizinstudiums lagen in den letzten Jahrzehnten zunehmend auf den «technologischen» Aspekten einer immer komplizierter werdenden Gesundheitswissenschaft. Als gesunde Gegenreaktion ist die verstärkte praktische Ausbildung am Krankenbett zu sehen, welche die neue Approbationsordnung eingeführt hat, wenn auch zum Preis einer weiteren Verschulung des Studiums. Sogenannte *communication skills seminars* (Seminare zur Förderung der Kommunikationsfähigkeiten) sollen den Studierenden die Technik des Arzt-Patienten-Gesprächs vermitteln. Das ist auch bitter nötig.

Bei vielen Medizinern besteht in beruflicher Hinsicht ein Kommunikationsdefizit. Wenige Menschen haben die Fähigkeit zum aktiven Zuhören – bei Ärzten wirkt sich dies allerdings unmittelbar negativ auf die Wahrnehmung der Bedürfnisse ihrer Patienten aus. Fast jeder Mensch, der selbst oder als Angehöriger wegen einer auch nur mittelschweren Erkrankung in ärztlicher Behandlung gewesen ist, kann über entsprechende Erfahrungen berichten. Eine Patientin, die eine geschlagene Stunde lang entkleidet auf einer Liege auf ihre Chefarzt-Untersuchung warten musste und anschließend mit einem «Bikini-kurzen» Gespräch abgespeist wurde, bat öffentlich im *Deutschen Ärzteblatt* wenigstens um die «Würde eines Schnitzels».[2]

Wissenschaftliche Untersuchungen zur Qualität der Arzt-Patienten-Kommunikation haben interessante Einblicke in die Gründe für die Arzt- bzw. die Patientenzufriedenheit nach einem Gespräch ermöglicht. So sind Ärzte – auch wegen des gefühlten juristischen Drucks der Aufklärungspflicht – in der Regel zufrieden, wenn sie den Eindruck haben, alle notwendigen Informationen losgeworden zu sein. Das führt dazu, dass komplizierte medizinische Sachverhalte ausführlich erläutert werden – allerdings in einer Sprache, die für die meisten Patienten unverständlich ist, und mit einem Gesprächsanteil des Arztes von über 80 Prozent. Zur Zufriedenheit der Ärzte treten Nachfragen in solchen Gesprächen selten auf. Das hat vor allem zwei Gründe: Zum einen signalisieren Ärzte mit ihrer Körpersprache, dass solche Nachfragen unerwünscht sind, und zum anderen muss der Patient, um konkret nachfragen zu können, wenigstens einigermaßen verstanden haben, worum es geht.

Den meisten Ärzten ist dies nicht bewusst, und so zeigen sie sich verwundert, wenn man ihnen mitteilt, dass Patienten mit solchen Gesprächen überhaupt nicht zufrieden sind. Die Zufriedenheit der Patienten hängt dabei direkt mit der Höhe ihres eigenen Gesprächsanteils zusammen, der idealerweise größer sein sollte als der des Arztes. Die zentralen Qualitätsmerkmale eines Arzt-Patienten-Gesprächs sind aus Sicht der Patienten: eine klare, verständliche Sprache, Zeit zum Aufnehmen des Gesagten, ausreichend Gelegenheit für Nachfragen, eine große Fähigkeit zum Zuhören und vor allem die erlebte Empathie des Arztes. Wie aber bringt man Medizinstudenten Empathie bei?

## Medizinunterricht einmal anders

An der Universität München wurde im Jahr 2008 das Wahlpflichtseminar «Leben im Angesicht des Todes» eingeführt. Dieses Seminar wurde für Studenten entwickelt, die sich für die Palliativmedizin interessieren und sich mit der Frage der Endlichkeit des Lebens und der Bedeutung dieser Reflexion für die eigene ärztliche Praxis intensiver beschäftigen möchten. Kernpunkt des Seminars ist die Begegnung mit Palliativpatienten (sowohl aus der Erwachsenen- wie auch aus der Kinderpalliativmedizin), nach Möglichkeit mindestens einmal auch im häuslichen Umfeld. Diese Begegnungen werden von erfahrenen klinischen Tutoren begleitet. Aufgabe der Studierenden ist es dabei keineswegs, Informationen über den Patienten zu sammeln oder Untersuchungstechniken einzuüben. Vielmehr sollen sie ausschließlich die Erfahrung eines Menschen bzw. einer Familie, die im Angesicht des Todes lebt, auf sich wirken lassen. Die individuellen Erfahrungen werden in gemeinsamen Seminaren mit den Schwerpunkten Spiritualität, Lebenssinn und psychosoziale Begleitung vertieft. Die Teilnahme ist auf zwölf Studierende begrenzt, um eine möglichst individuelle Betreuung zu gewährleisten.

Das Seminar wurde von den Studenten sehr positiv bewertet, vor allem im Hinblick auf seine Bedeutung für ihr zukünftiges Selbstverständnis als Arzt. Ein Student schrieb uns nach dem Kurs: «Das Seminar ‹Leben im Angesicht des Todes› war zweifelsohne die sinnvollste Erfahrung in meinem Studium!» Aus den Rückmeldungen der teilnehmenden Patienten und ihrer Angehörigen ergab sich zudem in vielen Fällen, dass die Teilnahme am Seminar auch für sie einen positiven Effekt hatte: Sie hofften, dass die Weitergabe ihrer Erfahrungen aus den jungen Studierenden bessere Ärzte machen und damit anderen Patienten in der Zukunft helfen könnte.

## Fürsorge durch Aufklärung

Wenn die Diskussion auf das Thema Lebensende kommt, ist viel von ärztlicher Fürsorge die Rede. Manche verwechseln allerdings Fürsorge mit Paternalismus (Bevormundung, siehe Kapitel 9), was nicht hilfreich ist. Fürsorge besteht nicht darin, den Menschen die Entscheidungen abzunehmen, sondern ihnen zu helfen, die *für sie in ihrer aktuellen Lebenssituation angemessenen Entscheidungen* selbst zu treffen. Das müssen nicht unbedingt Entscheidungen sein, die man gemeinhin als «vernünftig» betrachten würde, denn es geht in diesem Zusammenhang um den Respekt vor der Selbstbestimmung des Menschen. Diese schließt grundsätzlich auch das Recht ein, Entscheidungen zu treffen, die, von außen gesehen, als nachteilig oder gar selbstschädigend empfunden werden (zudem stellt die Bewertung von Entscheidungen anderer als «nachteilig» immer eine Fremdeinschätzung dar und ist daher von vornherein fragwürdig).

Was ist also genau die ärztliche Aufgabe im Prozess der Entscheidungsfindung, und wie kommt darin das wichtige Prinzip der Fürsorge zur Geltung? Meine Erfahrung ist, dass die wichtigste Möglichkeit, Fürsorge in der Praxis auszuüben, in der ärztlichen Aufklärung liegt. Es gibt nämlich in der klinischen Praxis ein Spannungsfeld zwischen Selbstbestimmung und Fürsorge. Auf der einen Seite gibt es Patienten, die alle verfügbaren Informationen hören und jede Entscheidung ganz autonom für sich allein treffen möchten. Solche Menschen sind selten, aber es gibt sie. Auf der anderen Seite des Spektrums gibt es Patienten, die überhaupt nichts entscheiden möchten, die nicht einmal ihre Diagnose hören wollen, die dem Arzt voll vertrauen und sagen: «Sie machen es schon richtig. Ich möchte eigentlich gar nichts wissen.» Auch diese Patienten sind selten, aber auch sie gibt es. Die allermeisten Patienten liegen irgendwo dazwischen in einem Graubereich mit jeweils individuell unterschiedlichen Bedürfnissen an Respekt für ihre Selbstbestimmung und an Fürsorgeangeboten. Die schwierige Aufgabe der Ärzte ist es, jedem Patienten die Mischung aus Selbstbestimmung und Fürsorge zu geben, die sie oder er in diesem Moment gerade benötigt. Das ist unter anderem deswegen besonders schwierig, weil dieses «Mischungsverhältnis» sich mit der Zeit, zum Beispiel im Verlauf einer schweren Erkrankung, ändern kann. Das heißt, man muss immer wieder von Neuem schauen, wo der Patient steht. Wunderbar ausgedrückt hat dies der dänische Philosoph Søren Kierkegaard:

«Wenn wir jemandem helfen wollen, müssen wir zunächst herausfinden, wo er steht. Das ist das Geheimnis der Fürsorge. Wenn wir das nicht tun können, ist es eine Illusion zu denken, wir könnten anderen Menschen helfen. Jemandem zu helfen impliziert, dass wir mehr verstehen als er, aber wir müssen zunächst verstehen, was er versteht.»[3]

Das ist eigentlich die Basis der gesamten Arbeit in der Medizin. Der Einfluss von Informationen, also von Aufklärung, auf die Entscheidungen von Patienten ist kaum zu überschätzen. Ein beeindruckendes Beispiel dafür findet sich in einem wissenschaftlichen Artikel aus dem Jahr 1994 im *New England Journal of Medicine*.[4] Dr. Murphy fragte fast 300 ältere Patienten, ob sie im Falle eines Herzstillstandes eine Wiederbelebung wünschten. 41 % bejahten dies. Danach wurden die Patienten darüber aufgeklärt, wie ihre statistische Überlebenswahrscheinlichkeit im Fall der Wiederbelebung mit und ohne schwere Behinderung aussieht. Nach dieser Aufklärung fiel die Ja-Antwortrate von 41 % auf 22 %. Und bei einer hypothetischen Erkrankung mit einer Lebenserwartung von weniger als einem Jahr wünschten nur noch 5 % eine Reanimation. Das heißt, die Entscheidungen von Patienten sind ganz stark davon abhängig, welche Informationen ihnen ärztlicherseits zur Verfügung gestellt werden. Dessen sollten sich Ärzte immer bewusst sein.

## Multiprofessionelle Kommunikation

Die Multiprofessionalität ist ein konstituierendes Element der Palliativbetreuung. Der Gedanke eines Teams aus verschiedenen Professionen war für Cicely Saunders selbstverständlich: Dame Cicely Saunders, die im Jahr 2005 verstorbene Begründerin der Palliativmedizin und eine der wichtigsten Frauen des 20. Jahrhunderts – die nebenbei meines Erachtens den Nobelpreis für Medizin wesentlich mehr verdient hätte als viele Molekularbiologen, die nie einen Patienten gesehen haben –, war ausgebildete Krankenschwester, Sozialarbeiterin und Ärztin. Sie vereinte somit die drei wichtigsten Professionen in der Sterbebegleitung in einer Person und bezeichnete sich selbst mit britischem Humor als ein *one-woman multiprofessional team.* Entsprechend war die Patientenbetreuung in dem von ihr 1967 gegründeten ersten modernen Hospiz der Welt, dem St. Christopher's Hospice in London, von vornherein multiprofessionell angelegt. Die verschiedenen Berufsgruppen begegneten einander auf Augenhöhe (auch das hat sich noch lange nicht überall in der Medizin durchgesetzt).

Dieser Art der Teamarbeit hat allerdings nicht nur Vorteile. Der kanadische Arzt Balfour Mount, der den Begriff «Palliativmedizin» aus der Taufe hob, pflegte zu sagen: «So you worked in teams? Show me your scars.» («Ihr habt also in Teams gearbeitet? Zeigt mir eure Narben.») Multiprofessionelle Kommunikation muss eingeübt und immer wieder von Neuem gegen althergebrachte Abgrenzungstendenzen verteidigt werden. Das ist besonders dann schwierig, wenn Palliativbetreuung innerhalb von Strukturen stattfindet, die noch stark durch hierarchische Kommunikationsmuster geprägt sind wie etwa Universitätskrankenhäuser. Außerdem gibt es in den verschiedenen Berufsgruppen unterschiedliche Kulturen und unterschiedliche Sprachen, die mit viel Geduld auf einen gemeinsamen Nenner gebracht werden müssen.

Die Tatsache, dass auf einer Palliativstation nicht nur Ärzte und Pflegende «auf Visite» gehen, sondern auch Sozialarbeiter, Psychologen und sogar Seelsorger, sorgt immer noch für Naserümpfen im Rest des jeweiligen Krankenhauses – aber langsam beginnen sich auch dort die Vorteile dieses neuen Ansatzes durchzusetzen. Darunter zählen vor allem die Verbesserung des Informationsflusses und des Gefühls der Geborgenheit bei Patienten und Familien. Diese fühlen sich in ihrer Ganzheit als Menschen viel eher akzeptiert, wenn alle Aspekte ihres Gesundheitszustandes (physisch, psychosozial und spirituell) betrachtet werden, und zwar gemeinsam und nicht getrennt voneinander. Es wird auch als sehr hilfreich empfunden, dass die Visite auf einer Palliativstation grundsätzlich so abläuft, dass alle Anwesenden sich um das Krankenbett herum setzen und so tatsächlich «auf Augenhöhe» mit dem Patienten kommunizieren können. Dies könnte ebenfalls ein gutes Modell für andere klinische Fächer sein.

## Kommunikation bei eingeschränkter Bewusstseinslage

Wir leben in einer Welt, die – vordergründig – sehr viel Wert auf verbale Kommunikation legt. Damit werden wir regelrecht bombardiert, durch Zeitungen, Radio, Fernsehen, Internet und andere Massenmedien. Auf der anderen Seite sagen uns die Kommunikationsforscher, dass gerade in schwierigen Situationen die emotionalen und körpersprachlichen (nonverbalen) Kommunikationsanteile mit Abstand die bedeutendsten sind und wesentlich länger erinnert werden.

Dies deckt sich mit den Erfahrungen in der ärztlichen Praxis: Welche faktischen Inhalte ein Aufklärungsgespräch über eine schwere Krankheit hatte, vergessen Patienten und Angehörige innerhalb relativ kurzer Zeit – trotz der grundlegenden Bedeutung dieser Informationen, deren sie sich auch voll bewusst sind. Diese Informationen müssen deshalb bei jedem neuen Besuch vom Arzt wiederholt bzw. vom Patienten nachgefragt werden. Aber ob der Arzt empathisch oder abweisend war, ob er sich Zeit genommen hat oder den Eindruck vermittelte, ständig «auf dem Sprung» zu sein, ob er zuhören konnte oder nicht – das erinnern die Betroffenen noch nach Jahrzehnten.

Diese Information ist besonders wichtig, um die Bedeutung der nonverbalen Kommunikation bei Patienten in reduzierten Bewusstseinszuständen (fortgeschrittene Demenz, Koma) korrekt einzuschätzen. Um es gleich zu sagen: Diese Bedeutung kann gar nicht überschätzt werden. Bei Demenzpatienten hat die Forschung, hier vor allem die Pflegeforschung, schon lange festgestellt, dass zwar höhere Hirnleistungen wie Gedächtnis und Sprache massiv beeinträchtigt sind – die Fähigkeit zu emotionalem Ausdruck und nonverbaler Kommunikation ist dafür eher noch gesteigert. Die Wiener Palliativgeriaterin Dr. Marina Kojer bezeichnete diese Patienten einmal als «Weltmeister der Emotionen». Auf dieser Basis sind auch spezifische Therapie- und Pflegekonzepte für Demenzkranke wie die sogenannte «Validation» nach Naomi Feil entstanden.[5]

Die Vorstellung, dass eine Kommunikation nicht mehr möglich sei, wenn der Patient nicht mehr in der Lage ist, sich sprachlich zu äußern, ist also grundfalsch. Die Kommunikation läuft nur anders ab, aber nicht minder intensiv. Daher sollten sich Ärzte und Pflegende immer so verhalten, als ob der Patient alles verstünde, was im Raum gesagt wird – das fällt Pflegenden erfahrungsgemäß leichter.

Besonders beeindruckend sind in diesem Punkt die Krankenhausseelsorger. Sie lassen sich – zumindest die engagierten unter ihnen – durch einen eingeschränkten Bewusstseinszustand nicht von ihrem Auftrag abhalten, setzen sich ans Bett, nehmen vorsichtig durch Berührung mit dem Patienten Kontakt auf und sind in der Lage, sich in Patienten einzufühlen, von denen die behandelnden Ärzte behaupten: «Da kommt nichts mehr.»[6] Gerade in schwierigen Situationen bezüglich einer Therapieentscheidung am Lebensende ist das außerordentlich hilfreich: Die Einschätzung der Seelsorger über den Lebenswillen von Patienten, die sie in der Regel nur kurze Zeit kennen, deckt sich mit oft verblüffender Genauigkeit mit derjenigen der engsten Angehörigen. Eine solche Übereinstimmung gibt dem Behandlungsteam eine große Sicherheit, dass die getroffene Entscheidung – wie auch immer sie ausfällt – im Sinne des Patienten ist.

## Kommunikation innerhalb der Familie

Der schottische Palliativmediziner Derek Doyle erzählt in seinem bewundernswerten Buch *The Platform Ticket*[7] einen klassischen Fall:

Der Hausarzt macht einen Hausbesuch bei seinem alten Patienten, den er seit Jahrzehnten kennt, und trifft zunächst auf die besorgte Ehefrau, die ihm die Tür öffnet. Noch bevor er sie begrüßen kann, bestürmt sie ihn im eindringlichen Flüsterton, er dürfe ihrem Mann ja nicht sagen, wie schlimm es um ihn steht. Die Krankenhausärzte hätten ihr «reinen Wein eingeschenkt», sie wisse, dass ihr Mann im Sterben liegt, aber «ihm haben die Krankenhausärzte nichts gesagt, weil ich sie so sehr darum gebeten habe. Er darf ja die Hoffnung nicht verlieren …» Der Hausarzt erwidert nichts und geht nach oben zum Patienten. Die Ehefrau wischt sich vor der Tür die Tränen aus den Augen und zeigt im Zimmer eine betonte Fröhlichkeit, wobei sie mit ihrem Mann sehr liebevoll umgeht. «Der Arzt hat mir gesagt, dass er hofft, dass du bald wieder aufstehen kannst. Das wird schon wieder, nicht wahr?» Der alte Mann im Bett nickt und lächelt.

Da klingelt es an der Tür, die Frau muss kurz aus dem Zimmer und wirft beim Hinausgehen dem Arzt einen strengen Blick zu. Sobald sie das Zimmer verlassen hat, flüstert der alte Mann eindringlich dem Arzt zu: «Lieber Herr Doktor, wir kennen uns seit so vielen Jahren, bitte tun Sie mir diesen letzten Gefallen: Sagen Sie meiner Frau nicht, wie es um mich steht. Ich weiß, dass ich bald sterben werde, aber sie würde es nicht ertragen, und ich kann ihr nicht alle Hoffnung nehmen ...» Da erzählt ihm der Arzt, dass ihm seine Frau beim Betreten der Wohnung exakt das Gleiche erzählt habe. Der alte Mann beginnt zu weinen, die Ehefrau kommt zurück, sieht das und schreit den Arzt an: «Ich hatte Ihnen verboten, es ihm zu sagen! Oh, Sie unbarmherziger Mensch!» Da unterbricht ihr Mann sie und erzählt ihr, was wirklich passiert ist. Beide fallen sich weinend in die Arme, und der Hausarzt beschließt, dass dies ein guter Moment ist, sich leise zu verabschieden.

Man könnte meinen, dass in der heutigen Zeit, die von Begriffen wie «Autonomie», «mündige Patienten», «partizipatorische Entscheidungsfindung» und dergleichen mehr geprägt ist, solche Konstellationen der Vergangenheit angehören müssten. Weit gefehlt. Dass Partner sich gegenseitig etwas vormachen, um den jeweils anderen zu schützen, ist eine alltägliche Beobachtung in der Sterbebegleitung. Die Motivation ist dabei altruistisch, aber auch unbewusst bevormundend: «Ich weiß, dass es besser ist für meinen Partner, nichts zu wissen, daher verheimliche ich es ihm.» Wenn dieses gekreuzte Schweigen gebrochen wird, kann echte Kommunikation entstehen.

Das größte Hindernis für eine gute Kommunikation ist Angst, gefolgt von Schuldgefühlen. Daher ist es nicht verwunderlich, dass sich die Kommunikation innerhalb der Familien am und über das Lebensende schwierig gestaltet. Umso wichtiger ist es für alle Mitglieder des Betreuungsteams, sorgfältig auf die familiären Kommunikationsstrukturen zu achten, um Ressourcen aufzuspüren, die den einzelnen Betroffenen aufgrund der stressbedingt eingeschränkten Wahrnehmung gar nicht bewusst sind.

## b. Medizinische Therapie

Die medizinische Therapie im engeren Sinne ist für eine Palliativbetreuung am Lebensende allein zwar nicht ausreichend, aber unverzichtbar. Denn kein Patient ist in der Lage, Angebote aus dem psychosozialen oder spirituellen Bereich anzunehmen, wenn er an quälenden physischen Symptomen leidet. Entgegen einer landläufigen Meinung handelt es sich dabei nicht hauptsächlich um Schmerzen, diese machen nur etwa ein Drittel der physischen Symptome am Lebensende aus. Die restlichen zwei Drittel verteilen sich ungefähr gleich auf internistische Symptome (Atemnot, Übelkeit, Erbrechen usw.) und neuropsychiatrische Symptome (Verwirrtheit, Delir, Depression usw.). Im Folgenden soll anhand von Beispielen dargestellt werden, dass die pharmakologischen und nichtpharmakologischen Möglichkeiten der Symptomkontrolle in der modernen Palliativmedizin inzwischen so ausgereift sind, dass die Menschen keine Angst mehr haben müssen, aufgrund von nicht therapierbaren Symptomen qualvoll zu sterben.

## Schmerzen

Die Schmerztherapie ist der wohl bekannteste Teil der Palliativmedizin, die oft und fälschlicherweise auf eine «Schmerztherapie bei Sterbenden» reduziert wird. Physische Schmerzen sind am Lebensende häufig: Etwa 70 Prozent der Palliativpatienten mit Tumorerkrankungen haben behandlungsbedürftige Schmerzen. Die meisten davon haben mehr als eine Art von Schmerz (das können auch vier, fünf oder mehr verschiedene Schmerzen sein). Dabei ist zu beachten, dass unterschiedliche Schmerzen auf unterschiedliche Medikamente reagieren. Morphin eignet sich zum Beispiel hervorragend für Schmerzen, die durch Druck von Tumormassen im Bauchbereich entstehen, bei Muskelverspannungen im Rücken ist es jedoch fast wirkungslos. Eine gute Krankengymnastik ist hier viel hilfreicher.

Die bei manchen Ärzten vorhandenen Befürchtungen, dass die Gabe von Morphin oder verwandter Medikamente (sogenannter Opioide) bei Schwerstkranken eine Sucht auslösen oder deren Tod beschleunigen könnte, sind längst von der Wissenschaft widerlegt und dürfen heute kein Grund mehr sein, Patienten eine wirksame Therapie vorzuenthalten. Die Weltgesundheitsorganisation hat ein Drei-Stufen-Schema zur Schmerzbehandlung entwickelt, das inzwischen an allen Universitäten gelehrt wird (Abb. 4.1). Es kann in Einzelfällen allerdings sehr sinnvoll sein, direkt mit der Stufe 3 anzufangen – ein Patient mit stärksten Schmerzen sollte sich nicht durch die ersten zwei Stufen «hindurchleiden» müssen, bis er ein ausreichend wirksames Medikament erhält.

Bei Schwerstkranken und Sterbenden kommt es nicht selten zum Phänomen des «Durchbruchsschmerzes», das heißt

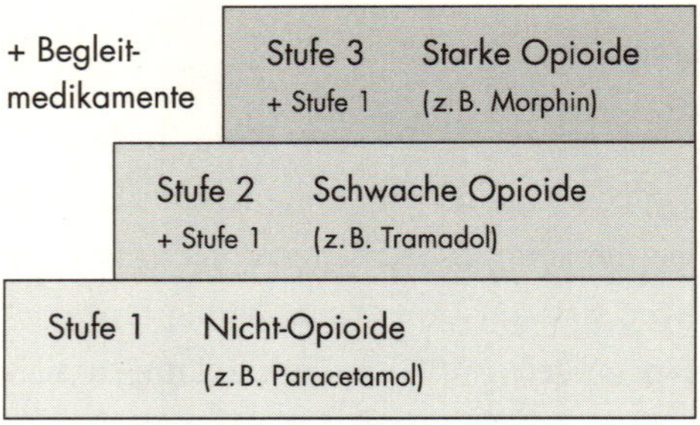


*Abbildung 4.1: WHO-Stufenschema der Schmerztherapie. Bei den Stufen 2 und 3 sollte immer ein Medikament der Stufe 1 hinzugegeben werden.*

zu plötzlichen Schmerzverstärkungen ohne Vorwarnungen und oft ohne erkennbare Ursachen, worunter die Patienten sehr leiden. Aus diesem Grund ist es zwingend erforderlich, bei jedem Patienten zusätzlich zur Basismedikation, die regelmäßig eingenommen wird, eine rasch wirksame Bedarfsmedikation zu verordnen (bei Morphin ist dies in der Regel ein Sechstel der Gesamttagesdosis), die der Kranke immer bei sich hat und bei Bedarf sofort einnehmen kann.

Als Begleitmedikamente bezeichnet man in der Schmerztherapie Substanzen, die zwar für sich selbst genommen keine Schmerzmittel sind, aber die Wirkung von Schmerzmitteln in bestimmten Situationen unterstützen und verstärken können. Dazu zählen unter anderem Steroide (Cortison), Antikonvulsiva (Mittel gegen Epilepsie) und Antidepressiva. Der Einsatz dieser Medikamente ist insbesondere bei bestimmten Schmerzformen wie Nervenschmerzen (dem sogenannten «neuropathischen Schmerz») unverzichtbar. Neuropathische Schmerzen entstehen durch direkte Schädigung von Nervenstrukturen und können schwer zu behandeln sein. Für besonders schwierige Fälle stehen spezielle Medikamente zur Verfügung (beispielsweise L-Polamidon, Ketamin), die hoch wirksam sind, deren Handhabung aber in der Regel Palliativmedizinern oder speziell ausgebildeten Schmerztherapeuten überlassen werden sollte.

Die moderne Schmerztherapie geht von einem biopsychosozialen Schmerzmodell aus, das außer den biologisch-physischen auch die Bedeutung psychosozialer Faktoren für die Schmerzwahrnehmung und -verarbeitung unterstreicht. Zusätzlich zu den pharmakologischen Möglichkeiten hält die Schmerztherapie daher eine ganze Palette von nichtmedikamentösen Therapien zur Schmerzbekämpfung bereit, etwa die transkutane elektrische Nervenstimulation (TENS), eine Reizstromtherapie mit dem Ziel, die Schmerzweiterleitung zum Gehirn zu verringern, oder spezielle psychologische Schmerzbewältigungsverfahren.

In besonders schweren Fällen können invasive Schmerztherapieverfahren notwendig sein, die in spezialisierten Zentren durchgeführt werden, wie die Implantation von speziellen Pumpen, welche das Schmerzmittel direkt in die Rückenmarksflüssigkeit (Liquor) abgeben, oder auch operative Verfahren, bei welchen bestimmte Schaltstrukturen des peripheren Nervensystems «ruhiggestellt» werden, um die Schmerzweiterleitung zu hemmen (sogenannte Ganglionblockaden).

Durch die Kombination aller vorhandenen Möglichkeiten lässt sich heute bei fast allen Patienten eine zufriedenstellende Schmerzlinderung erreichen. Dass dabei die Schmerzen gänzlich verschwinden, ist nicht zu erwarten, wohl aber, dass sie so gemildert werden, dass die Patienten sie als erträglich empfinden und sich davon in ihrer Lebensqualität nicht mehr wesentlich beeinträchtigt fühlen.

## Atemnot

Die Atemnot ist das vielleicht am meisten unterschätzte Symptom in der Medizin. Wenn von quälenden Symptomen am Lebensende die Rede ist, wird automatisch an Schmerzen gedacht. Dabei sagen alle Patienten, die unter Schmerzen und Atemnot gleichzeitig leiden, dass die Atemnot das viel schlimmere Symptom ist. Warum ist das so?

Für das Verständnis der subjektiven Bedeutung der Atemnot ist es hilfreich, die physiologische Besonderheit der Atmung anzuschauen. Das Atmen ist der einzige lebenswichtige Vorgang unseres Körpers, der sowohl willkürlich gesteuert als auch unwillkürlich programmiert ablaufen kann. Es steht somit an der Schnittstelle zwischen unbewusst und bewusst ablaufenden Körperfunktionen. Zudem wird dem Atem seit Urzeiten eine Verbindung zu metaphysischen Aspekten unserer Existenz wie dem Begriff des Geistes zugesprochen (das lateinische Wort «spiritus» bedeutet sowohl «Geist» als auch «Atem»). Es ist vor diesem Hintergrund vielleicht nicht verwunderlich, dass die Atemnot das Symptom ist, das die schwersten existentiellen Ängste auslöst.

Diese Ängste werden durch einen Mechanismus verstärkt, den man in der Palliativmedizin als den «Teufelskreis der Atemnot» bezeichnet. Das Grundprinzip ist einfach: Atemnot erzeugt Angst, diese verstärkt die Atemnot, wodurch sich die Angst vergrößert – und so weiter. Dieser Teufelskreis kann manchmal binnen kurzer Zeit veritable Panikattacken auslösen, die für die Patienten, aber auch für das gesamte Umfeld äußerst belastend sind. Die gute Nachricht: Atemnot kann wirksam behandelt, der Teufelskreis effektiv durchbrochen werden – wenn schnell und zielgerichtet therapiert wird.

Dabei sollte der Teufelskreis von beiden Seiten in Angriff genommen werden, sprich, es müssen sowohl die Atemnot als auch die Angst behandelt werden.

Wie in der gesamten Palliativmedizin spielen auch bei der Atemnot die nichtpharmakologischen Behandlungsmöglichkeiten eine wichtige Rolle. Dazu gehört die ruhige Anwesenheit von Angehörigen und professionellen Betreuern, die dem Kranken hilft, bei seinem Atemrhythmus zu bleiben. Eine gute Lagerung, auch im Sitzen, und die Kühlung des Gesichtes durch frische Luft können helfen. Die Atemtherapie – eine besondere Therapieform, die auf die Wiederherstellung des individuellen natürlichen Atemrhythmus abzielt –, wird von vielen Patienten als sehr hilfreich empfunden.

Das wirksamste Medikament gegen Atemnot ist Morphin. Der Mythos der Gefährlichkeit von Morphin bei Atemnot hält sich, wie einige Mythen in der Medizin, hartnäckig, obwohl er längst widerlegt ist. Deshalb wird auch heute noch der Einsatz von Morphin bei Patienten mit Atemnot aufgrund der atemdämpfenden Wirkung von Morphin in den meisten medizinischen Lehrbüchern fälschlicherweise abgelehnt.

Das Symptom Angst wiederum lässt sich mit angstlösenden Medikamenten, vor allem aus der Substanzgruppe der Benzodiazepine (z. B. Lorazepam), hervorragend behandeln. Leider stehen Benzodiazepine ebenfalls auf der «schwarzen Liste» für Patienten mit Atemproblemen, obwohl auch deren Sicherheit in der Behandlung der Atemnot längst nachgewiesen ist. Das heißt im Klartext, dass viele Patienten an Atemnot leiden müssen, weil die wirksamen und sicheren Medikamente, die es dafür gibt, von Ärzten aus falschen Befürchtungen heraus nicht eingesetzt werden. Welch fürchterliche Folgen dies haben kann, wird in Kapitel 7 beschrieben.

Eine letzte Anmerkung zum Thema Atemnot gilt dem Phänomen der Rasselatmung in der Sterbephase, dem sogenannten «Todesrasseln». Dieses Symptom wird durch kleine Mengen Schleim hervorgerufen, die sich im Kehlkopf festsetzen, weil in der Sterbephase die Muskeln erschlaffen und kein kraftvoller Hustenstoß mehr möglich ist. Das daraus resultierende Geräusch kann mitunter sehr laut und belastend für die Angehörigen sein, ist aber in der Regel – das ist wichtig – *kein* Ausdruck von Atemnot oder Leiden des Sterbenden. Man kann die Intensität des Geräusches durch Medikamente verringern, eine Behandlung ist aber meist nicht nötig. Wichtig ist in jedem Fall die rechtzeitige Aufklärung der Angehörigen, um unnötige Ängste zu vermeiden.

## Neuropsychiatrische Symptome

Die Symptome aus dem neuropsychiatrischen Bereich machen mindestens ein Drittel der medizinischen Probleme am Lebensende aus. Beispielsweise durchlaufen bis zu 80% der Palliativpatienten am Lebensende eine Phase der Verwirrtheit. Diese kann in ausgeprägt delirante Zustände münden, bei denen die Patienten wild um sich greifen und randalieren, was begreiflicherweise Familie und Betreuungsteam massiv belastet. Diese Zustände kündigen sich in der Regel bereits einige Tage zuvor an, am häufigsten durch kurze nächtliche Verwirrtheitsphasen, die tagsüber wieder abklingen. Das sollte für die betreuenden Ärzte ein Alarmsignal sein, denn in diesem Stadium kann eine niedrig dosierte Behandlung mit Neuroleptika (z. B. Haloperidol) eine weitere Steigerung verhindern. Wenn das Delir voll ausgeprägt ist, wird die Behandlung naturgemäß schwieriger, aber auch hier lässt sich – wenn die

Ursachen des Delirs nicht herauszufinden oder nicht behebbar sind – mittels Neuroleptika und anderer Medikamente fast immer eine ausreichende Linderung erreichen.

Die Vielfalt neuropsychiatrischer Symptome am Lebensende ist groß, zumal alle Bereiche des Nervensystems von der jeweils zugrunde liegenden Erkrankung betroffen sein können. Speziell bei Krebspatienten sind neurologische Symptome am Lebensende immer häufiger zu beobachten. Dies ist ein Nebenprodukt der Erfolge der neuen Chemotherapien: Indem die Lebensdauer bei bestimmten Tumorarten, wie beispielsweise Darm- oder Unterleibstumoren, deutlich verlängert wird, steigt die Anzahl der Patienten, bei denen als Spätfolgen Tochtergeschwülste (sogenannte Metastasen) in Gehirn oder Rückenmark festgestellt werden. Diese Metastasen sind oft schwer bis gar nicht zu behandeln und stellen daher in der Regel die Todesursache dar. Aber auch dort, wo sie nicht direkt zum Tode führen, können Hirnmetastasen aufgrund der damit verbundenen neurologischen Ausfälle eine gravierende Verschlechterung der Lebensqualität verursachen. Gelegentlich muss dann das ganze Spektrum der Hightech-Medizin ausgereizt werden, um eine ausreichende Symptomlinderung zu erreichen, wie der folgende Fall zeigt.

Die 35-jährige Patientin kam auf unsere Station in einem sehr schlechten Zustand. Ihr Unterleibstumor hatte auf die verschiedenen Chemotherapien nicht angesprochen und inzwischen den ganzen Bauchraum ausgefüllt. Die Darmtätigkeit war so gut wie zum Erliegen gekommen, und die Schmerzen durch den Druck der Tumormassen auf die Eingeweide waren unerträglich. Zudem verursachte der Druck von unten auf Zwerchfell und Lunge immer wieder Atemnot.

Innerhalb einiger Tage konnten Schmerzen und Atemnot mit Medikamenten gut gelindert werden, die Darmtätigkeit blieb aber minimal. Es bestand kein Zweifel darüber, dass der Patientin nur noch wenige Wochen Lebenszeit verblieben. Die Hoffnung unseres Teams war, dass die Besserung des Allgemeinzustandes durch die palliativmedizinische Behandlung es der jungen Frau ermöglichen würde, sich auf gute Art und Weise von ihrer Familie (Eltern, Ehemann und zwei Kinder im Alter von sechs und neun Jahren) zu verabschieden. Das trat aber nicht ein, und zwar aus einem für die Ärzte unerwarteten Grund.

Neben den beschriebenen Beschwerden litt die Patientin unter einer Tochtergeschwulst in der rechten Gehirnhälfte. Diese Geschwulst hatte eine Lähmung der linken Körperseite, insbesondere von Gesicht und Arm, zur Folge. Das Betreuungsteam hatte dem keine große Bedeutung beigemessen, da die Patientin aufgrund ihres Tumors ohnehin bettlägerig und pflegebedürftig war. Ansonsten war sie aber durchaus in der Lage, zu kommunizieren und auch selbständig mit der rechten Hand zu essen.

Was wir alle unterschätzt haben: Die Lähmung der linken Körperhälfte störte die Patientin in ihrem Körperbild und Selbstbewusstsein mehr als alles andere an ihrem Gesundheitszustand. Sie war darüber tief deprimiert, wollte keine Form von psychosozialer Hilfe annehmen, redete nicht mehr mit ihrem Ehemann und weigerte sich, ihre Kinder zu sehen. Die Familie litt unbeschreiblich unter dieser Situation, die einen Abschied unmöglich zu machen drohte.

In dieser verfahrenen Situation bat ich die Kollegen des CyberKnife-Zentrums München um Hilfe. Das CyberKnife ist eine hochmoderne Form der Strahlenchirurgie. Dabei werden mit Hilfe eines computergesteuerten Präzisionsgeräts die Strahlen genau dort gebündelt, wo die Geschwulst sitzt, und das gesunde Gewebe wird geschont. Das Problem: Es handelte sich um eine damals noch ganz neue Technik, die mehrere Voraussetzungen erforderte. Unter anderem sollte die Geschwulst möglichst klein sein, und der Patient sollte einen einigermaßen guten Allgemeinzustand aufweisen. Beides traf nun auf unsere Patientin überhaupt nicht zu. Ich bat die Kollegen trotzdem, die Patientin anzuschauen und nach Möglichkeit Messung, Planung und Durchführung der Bestrahlung in einer Sitzung statt der üblichen drei durchzuführen, weil die Patientin das sonst nicht überleben würde. Das taten die Kollegen (Dr. Muacevic und Dr. Wowra) dann auch, wofür ich ihnen bis heute dankbar bin.

Schon einen Tag nach der CyberKnife-Behandlung spürte die Patientin, wie der Druck in ihrem Kopf nachließ und sie den linken Arm wieder bewegen konnte. Am zweiten Tag konnte sie die linke Hand bis Schulterhöhe heben, und die Gesichtslähmung hatte sich deutlich gebessert. «Praktisch» gesehen, hatte sich damit an ihrem Zustand wenig geändert, sie war immer noch bettlägerig, und ihre Prognose war unverändert – aber ihre Gemütslage war wie verwandelt. Sie unterhielt sich mit den Pflegenden und trank sogar (ein Schlückchen) Sekt mit ihrem Ehemann, sie holte ihre Kinder wieder zu sich und regte eine Abschiedsfeier an. Diese wurde vom Seelsorger der Palliativstation für und mit der ganzen Familie gestaltet. Wenige Tage später starb die Patientin friedlich im Kreise ihrer Familie und im Beisein ihrer Kinder.

Angesichts dieses Fallberichts ließe sich einwenden, das sei nun wirklich Ressourcenverschwendung gewesen: Eine derart teure Methode anzuwenden, nur um den Gemütszustand einer ohnehin sterbenden Patientin für wenige Tage aufzuhellen – wo bleibt da die Relation zwischen Aufwand und Wirkung? Diejenigen, denen die wichtige Veränderung für die Patientin in der Sterbephase nicht ausreicht, sollten bedenken, dass die Wirkung dieser Maßnahme nicht auf die letzten Tage der Patientin beschränkt bleiben wird. Durch die Möglichkeit eines guten Abschiednehmens ist den Angehörigen eine erschwerte Trauerphase erspart geblieben, den Kindern möglicherweise sogar eine ernsthafte psychische Traumatisierung. Das Erlebnis einer würdevollen und friedlichen Sterbephase wird die Einstellung der Angehörigen zu Tod und Sterben für die Dauer ihres Lebens beeinflussen, was bei den Kindern eine Nachwirkung über geschätzt ca. 70 bis 80 Jahre bedeutet. Auch das ist Palliativmedizin.

## Palliative Sedierung

Bei Symptomen, die nicht ausreichend auf die Behandlung ansprechen, steht als letzte Option die sogenannte palliative Sedierung zur Verfügung. Dabei wird der Patient nach ausführlicher Aufklärung mittels Medikamenten in einen narkoseähnlichen Zustand versetzt, damit das Leiden aufhört. Die palliative Sedierung kann temporär sein, das heißt, sie wird nach einer bestimmten Zeit zurückgefahren, um festzustellen, ob sich die Symptome gebessert haben. Dies ist zum Beispiel bei Sedierungen aufgrund von deliranten Zuständen durchaus möglich, wie der folgende Fall zeigt.

Die 58 Jahre alte Patientin mit Brustkrebs hatte seit einigen Tagen immer wieder Zeichen der Verwirrtheit gezeigt, die aber von der Station als «nicht weiter schlimm» beurteilt worden waren, da sie immer nur kurzzeitig in der Nacht auftraten. Als der palliativmedizinische Dienst zur Beratung herangezogen wurde, war die Patientin in einem ausgeprägten deliranten Zustand mit

Halluzinationen und Wahnvorstellungen, begleitet von wiederholten Schreikrämpfen. Sämtliche Versuche, die Symptomatik mit Medikamenten zu beheben, waren fehlgeschlagen. Wir entschlossen uns zu einer palliativen Sedierung für die Dauer von zunächst drei Tagen. Die Patientin wurde – nach Aufklärung und Einwilligung des Ehemanns, der auch ihr Betreuer war – mit Medikamenten in einen künstlichen Schlaf versetzt. Drei Tage später wurde die Medikation wieder schrittweise reduziert, die Patientin wachte auf, und das Delir war verschwunden. Sie redete ganz normal mit ihrem Ehemann und den Ärzten und gab an, keine Erinnerung an die delirante Phase oder die Zeit in der Sedierung zu haben. Die Patientin konnte wenige Tage später nach Hause entlassen werden, das Delir trat nicht nochmals auf, und sie starb zwei Monate später friedlich zu Hause.

Manchmal ist es unumgänglich, eine palliative Sedierung in der Sterbephase durchzuführen, wenn die Symptome so quälend sind, dass die Sterbephase anders nicht friedlich ablaufen könnte. Auch in dieser Situation ist die Einwilligung des Patienten oder seines Vertreters zwingend notwendig, und die Sedierung wird nur so weit durchgeführt, wie es für die Leidenslinderung notwendig ist. Wichtig ist dabei die Information, dass Sedierungen am Lebensende die Sterbephase nicht verkürzen, sondern, wenn überhaupt, etwas verlängern. Damit stellt die palliative Sedierung *keine* Form der indirekten oder gar aktiven Sterbehilfe dar (siehe Kapitel 9). Sie ist vielmehr als *ultima ratio* der Symptomlinderung eine wirksame Möglichkeit für die Palliativmedizin, auch schwersten Leidenszuständen therapeutisch zu begegnen.

## c. Psychosoziale Betreuung

Vor meinem eignen Tod ist mir nicht bang,
Nur vor dem Tode derer, die mir nah sind.
Wie soll ich leben, wenn sie nicht mehr da sind?

Allein im Nebel tast ich todentlang
Und laß mich willig in das Dunkel treiben.
Das Gehen schmerzt nicht halb so wie das Bleiben.
Der weiß es wohl, dem gleiches widerfuhr;
– Und die es trugen, mögen mir vergeben.
Bedenkt: den eignen Tod, den stirbt man nur,
Doch mit dem Tod der andern muß man leben.[8]

*Masha Kaléko (deutsch-jüdische Lyrikerin, 1907–1975)*

*Keiner stirbt für sich allein* – dieser Titel eines exzellenten Buches zum Thema Sterben von Oliver Tolmein[9] deutet schon an, worum es in diesem Kapitel gehen wird: um die Betreuung Sterbender innerhalb ihres sozialen Umfelds (Familie, Freunde, Arbeitswelt etc.) und um die Mitbetreuung ebendieses sozialen Umfelds, die oft noch mehr Arbeit und Zeiteinsatz erfordert als die Begleitung des Patienten, wie das folgende Fallbeispiel verdeutlicht.

Eine 29-jährige Patientin mit fortgeschrittenem metastasiertem Darmkrebs kommt zum Arzt und klagt über starke Schmerzen im Unterbauch. Der Arzt verschreibt ihr Schmerzmittel nach dem WHO-Schema (siehe Kapitel 4b) in ausreichender Dosierung – trotzdem bleiben die Schmerzen die nächsten Tage bestehen, eine Dosiserhöhung bringt keine Besserung, ebenso wenig ein

Wechsel des Medikamentes. Der Arzt ist etwas ratlos. Erst ein Gespräch mit seiner langjährigen Sprechstundenhilfe, die sich mit der Patientin während der Wartezeit unterhalten hatte, klärt die Situation auf: Sie erinnert den Arzt daran, dass die junge Frau eine fünfjährige Tochter hat und ihr Lebensgefährte, der nicht der leibliche Vater des Kindes ist, arbeitslos ist. Die Familie ist komplett von ihrem Einkommen abhängig. Sie ist derzeit krankgeschrieben, und ihr wurde schon eine krankheitsbedingte Kündigung angedroht. Sie macht sich extreme Sorgen darüber, was mit ihrer Tochter und mit ihrem Lebensgefährten geschehen wird, wenn sie stirbt. Sie hat Angst, dass der leibliche Vater des Kindes, mit dem sie im Streit auseinandergegangen ist, versuchen könnte, nach ihrem Tod das Sorgerecht für das Kind gerichtlich zu erstreiten. Diese Ängste lösen Schlafstörungen und Albträume aus, welche die Schmerzen erst recht unerträglich machen. *(Fortsetzung auf Seite 85)*

## Psychologische Begleitung

Schwere Erkrankungen belasten nicht nur den Körper, sondern auch die Seele. Für den Prozess der Krankheitsbewältigung können geschulte Psychologen oder Psychotherapeuten eine unschätzbare Hilfe sein. Sie können auch helfen, wenn das Familiensystem unter der Belastung zusammenzubrechen droht. Aber man muss an diese Hilfsmöglichkeit denken und sie auch zulassen, was vielen Menschen schwerfällt. Die Inanspruchnahme psychologischer Hilfe bedeutet keineswegs das Eingeständnis einer psychischen Krankheit: Eine gedrückte Stimmung und Anpassungsschwierigkeiten sind angesichts einer schweren körperlichen Erkrankung völlig normal. Dennoch haben viele Menschen die Tendenz, sich für die damit einhergehende seelische Belastung keine Unterstützung zu holen. Zum Vergleich: Wenn man sich beim Skifahren ein Bein bricht, weil beim Sturz die Belastung für den Knochen zu groß war, geht man selbstverständlich zum Orthopäden, um dem lädierten Knochen Hilfe bei seinem Selbstheilungsprozess zu geben. Mit unserer Seele sollten wir aber mindestens genauso sorgsam umgehen wie mit unseren Knochen und ihr die nötige Hilfe zukommen lassen, wenn die Belastung zu groß ist.

Wie in der gesamten Sterbebegleitung sind auch im Hinblick auf die psychologische Betreuung die Angebote am besten entwickelt, wenn es um Krebskranke geht. Eine ganze Branche der Psychologie, die sogenannte Psycho-Onkologie, widmet sich ausschließlich der Betreuung von Krebspatienten und ihren Angehörigen. Hier gibt es eine Vielfalt von exzellenten Angeboten, koordiniert zum Beispiel durch die psychosozialen Beratungsstellen der Deutschen Krebsgesellschaft (www.krebsgesellschaft.de). Schwieriger wird es bei anderen Krankheitsarten und ganz schwierig, wenn es um die Betreuung hochbetagter und dementer Angehöriger geht. Bei dieser äußerst anstrengenden Aufgabe, die in Deutschland am häufigsten von Ehepartnern oder Töchtern übernommen wird, fehlt den pflegenden Angehörigen oft schlicht die Zeit, um gut für sich selbst zu sorgen. Das ist doppelt schade, denn die Forschungsdaten zeigen, dass eine Verbesserung des psychischen Wohlbefindens der Angehörigen eine ähnliche Verbesserung beim Patienten auslösen kann.

Wenn die Überlastung der pflegenden Angehörigen zu groß ist, erleben diese die unvermeidliche Aufnahme des Patienten in ein Pflegeheim nicht selten als persönliches Versagen, was die seelische Belastung noch steigert. Sozialer Rückzug und Depressionen können die Folge sein. (Auf einem anderen Blatt steht, dass leider ältere Menschen manchmal von egoistischen Verwandten ins Pflegeheim regelrecht «abgeschoben» werden, obwohl sie mit vertretbarem Aufwand noch zu Hause gepflegt werden könnten.)

Eine rechtzeitige Einholung von Unterstützung setzt voraus, dass man von diesen Angeboten überhaupt Kenntnis bekommt. Hausärzte und Sozialstationen, aber auch Gemeinden, Kirchengemeinschaften, Hospizvereine, Krebsberatungsstellen und Selbsthilfegruppen können hier hilfreich sein. Ob eine Krisenintervention, eine Paar- oder Familientherapie, Kunst- oder Musiktherapie oder die Teilnahme an einer Selbsthilfegruppe (diese gibt es sowohl für Patienten als auch für Angehörige) das richtige Angebot darstellt, kann nur jede/r für sich selbst entscheiden. Auch die Wahl des Therapeuten ist nicht immer einfach – manchmal bedarf es mehrerer Anläufe, bis man «den Richtigen» oder «die Richtige» gefunden hat. Aber die Mühe lohnt sich.

## Soziale Arbeit

Die Soziale Arbeit gehört zu den wichtigsten und am meisten unterschätzten Berufen in der Betreuung Schwerstkranker und Sterbender. Vieles, was heute vor allem in der häuslichen Palliativbetreuung möglich ist, wäre ohne erfahrene und im Idealfall speziell geschulte Palliativ-Sozialarbeiter(innen) nicht denkbar. Leider haftet diesem Berufszweig zu Unrecht immer noch die Aura des «Betreuers für Sozialfälle» an, was für nicht wenige Menschen eine Kontakthemmschwelle darstellt. Dabei hat sich gerade dieses Arbeitsfeld in den letzten Jahrzehnten sehr dynamisch entwickelt und basiert auf wissenschaftlich soliden Theoriegrundlagen.

Wesentlich für die Soziale Arbeit sind zum einen der systemische Blick und zum anderen die Ressourcenorientierung. Was steckt hinter diesen Fremdwörtern? Der systemische Blick erlaubt Sozialarbeitern, den Kranken nie isoliert, sondern immer in der Einbettung in seinem sozialen Umfeld zu sehen und die Betreuungsnotwendigkeiten beider immer im Blick zu haben. Das macht sehr viel Sinn, denn wie erwähnt sind das Wohlbefinden der Angehörigen und das der Kranken eng miteinander verknüpft: Hilft man dem einen, so hilft man dem anderen gleich mit. Dabei stehen natürlich zunächst Ehepartner und Kinder des kranken Menschen im Vordergrund. Die demographische Entwicklung bringt jedoch eine neue Herausforderung für die Soziale Arbeit mit sich: Immer mehr Schwerstkranke haben noch lebende, in der Regel hochbetagte Eltern. Diese werden oft vernachlässigt, leiden jedoch mit am meisten unter der Situation. Denn wie die psychologische Forschung und die Erfahrung aus der Kinderpalliativmedizin zeigen, gibt es für einen Menschen nichts Schlimmeres als den Tod des eigenen Kindes – unabhängig von dessen Alter.

Ressourcenorientierung bedeutet im Prinzip nichts anderes als Hilfe zur Selbsthilfe. Schwerkranke und ihre Angehörigen befinden sich in einer emotionalen Ausnahmesituation und tun sich schwer, ihre eigenen Stärken zu erkennen und vorhandene Hilfsmöglichkeiten (z. B. durch Freunde und Verwandte) in Anspruch zu nehmen. Eine zentrale Aufgabe der Sozialen Arbeit besteht darin, genau diese Stärken und Hilfsmöglichkeiten gemeinsam mit Patient und Familie aufzuspüren und nutzbar zu machen. Das erweist sich in der Regel auch als längerfristig tragfähig, während «von außen» wohlmeinend herangetragene Hilfe oft nur kurzfristig wirksam ist.

Darüber hinaus können Sozialarbeiter mit ihrem Spezialwissen, beispielsweise im Umgang mit Behörden, bei der Klärung von Versorgungsansprüchen und bei der Beschaffung von Hilfsmitteln wertvolle Unterstützung leisten. Immer jedoch sind sie auf die aktive Mithilfe der Betreuten angewiesen. Mit viel Einfühlungsvermögen müssen Sozialarbeiter dabei einer «Ich-muss-damit-allein-zurechtkommen»-Mentalität begegnen, die leider in Deutschland weit verbreitet ist – bei Angehörigen wie bei Patienten. Es kann sich sehr lohnen, gerade in einer schwierigen Situation über den eigenen Schatten zu springen, wie die Fortsetzung unseres Fallbeispiels zeigt.

*Fortsetzung von Seite 81*

Die Einschaltung einer erfahrenen Palliativsozialarbeiterin durch den örtlichen Hospizverein bringt den Durchbruch. Die Sozialarbeiterin bindet die Eltern der Patientin in die Versorgung der Tochter ein, da der Lebensgefährte damit überfordert ist. Nach langem Zögern erklärt sich die Patientin zu einem Gespräch mit dem leiblichen Vater bereit. Dieses verläuft unerwartet positiv: Der Vater, der inzwischen mit einer anderen Frau verheiratet ist und mit ihr zwei Kinder hat, erklärt sich bereit, keinen Anspruch auf das Sorgerecht geltend zu machen und für den Unterhalt der Tochter zu sorgen. Er ist damit einverstanden, dass die Tochter zu den Großeltern zieht und er ein regelmäßiges Besuchsrecht bekommt. Auch der derzeitige Lebensgefährte, der ein gutes Verhältnis zum Kind hat, aber sich außerstande sieht, es allein großzuziehen, ist mit der Lösung einverstanden. Diese wird mit dem Jugendamt abgesprochen. Die Tochter, die erste Verhaltensauffälligkeiten zeigt, bekommt Unterstützung durch einen Kinderpsychologen. Die Patientin ist durch diese Entwicklung sehr beruhigt. Die Schmerzen lassen nach, aber die Krankheit schreitet fort, und die Patientin stirbt wenige Wochen später im Kreise ihrer Familie. Die kinderpsychologische Unterstützung wird auch nach dem Tod der Mutter fortgesetzt und bezieht die Großeltern mit ein. Nach einer anfänglichen Phase des Rückzugs erholt sich die Tochter zusehends, kann mit einem Jahr Verzögerung eingeschult werden und entwickelt sich danach völlig normal.

## Trauerbegleitung

Palliativbetreuung endet nicht mit dem Tod des Patienten. Die Begleitung der Angehörigen in der Trauerphase ist eine der wichtigsten Säulen der Palliativmedizin und Hospizarbeit. Da die meisten Menschen heutzutage nicht eines plötzlichen und unerwarteten Todes sterben, sondern an chronischen Erkrankungen, die oft viele Jahre dauern, findet ein großer Teil der Trauerarbeit – bei der Familie wie beim Patienten selbst – schon vor dem Tod statt (sogenannte «antizipierte Trauer»). Daher beginnt auch die Trauerbegleitung, wie die gesamte Palliativbetreuung, im Grunde bei der Mitteilung der Diagnose einer zum Tode führenden Erkrankung. Die Trauer des Kranken erstreckt sich durch eine Serie von Verlusten, die je nach Krankheit seine physischen oder geistigen Leistungen betreffen. Im fortgeschrittenen Krankheitsverlauf ist der Verlust der Unabhängigkeit für viele Menschen sehr schwer zu verkraften und löst manchmal Wünsche nach Lebensverkürzung aus.

Nach dem Tod sind die Hinterbliebenen erst einmal mit vielen bürokratischen und praktischen Aufgaben beschäftigt, aber wenn diese erledigt sind, kommt oft ein tiefes Loch. Hier ist die stetige Unterstützung durch andere Verwandte oder gute Freunde, die sich durch die manchmal abweisend wirkende Haltung der Trauernden nicht abschrecken lassen, extrem wichtig. Trauernde brauchen Struktur und können sie sich oft selbst nicht geben. Eine Frau, die ihren Mann verloren hatte, sagte dazu: «Diejenigen, die mir am meisten geholfen haben, waren die, die immer wieder kamen, ohne viel Aufhebens zu machen, egal, ob ich gut oder schlecht drauf war – sie waren einfach da.» Sehr hilfreich können auch Trauerbegleitungen sein, wie sie zum Beispiel von Hospizvereinen oder Kirchengemeinden angeboten werden.

Es gibt viele Phasenmodelle der Trauer, aber die vielleicht wichtigste Erkenntnis der Trauerforschung in den letzten Jahren ist, dass Trauer kein linearer Prozess ist, der irgendwann «vorbei» ist, sondern *ein lebenslanger Spiralprozess auf körperlicher, psychischer, sozialer und spiritueller Ebene.* Das bedeutet, dass Phasen intensiver Trauer mit Phasen relativer «Ruhe» abwechseln, ohne dass man voraussagen kann, wann die eine beginnt und die andere aufhört. Menschen in akuten Trauerphasen können schwer belastet und zum Teil arbeitsunfähig sein – das ist ganz normal und für sich genommen kein Hinweis auf einen krankhaften Trauerprozess. Erst wenn deutliche Beeinträchtigungen im Alltagsleben über einen Zeitraum von mehr als sechs Monaten oder gar selbstzerstörerische Impulse auftreten, ist von einer erschwerten Trauer auszugehen, die einer psychotherapeutischen Begleitung bedarf. Zu den Hauptrisikofaktoren für komplizierte Trauerverläufe gehören der Tod eines eigenen Kindes, ein plötzlicher Tod, mehrere Trauerfälle innerhalb kurzer Zeit und der Tod durch Suizid.

Nach J. William Worden[10] haben Trauernde vier Hauptaufgaben zu bewältigen:

1. den Verlust als Realität akzeptieren,

2. den Trauerschmerz erfahren und durchleben,
3. die Anpassung an eine Umwelt, in der das Verlorene fehlt,
4. dem Verlorenen emotional einen neuen Platz geben, lernen, die Erinnerungen mitzunehmen, und weiterleben.

Der Verlust eines geliebten Menschen kann nicht erfolgreich verdrängt oder vollständig kompensiert werden – daher ist die vierte Aufgabe so wichtig. Es geht nicht darum, das Loch zu füllen, sondern damit zu leben. Das ist ein bisschen – man verzeihe dieses Beispiel – wie mit dem Schweizer Käse: Je reifer er ist, desto mehr und größere Löcher hat er. Ein Schweizer Käse ohne Löcher wäre kein guter Schweizer Käse. Mit den Menschen verhält es sich ähnlich: Je älter wir werden, desto mehr und größere Verlusterlebnisse sammeln sich in unserer Lebensgeschichte an – beileibe nicht nur Todesfälle. Jedem dieser Verluste seinen Platz in unserem Leben zu geben, das entstandene Loch als Teil unserer Identität zu akzeptieren und mit den Erinnerungen weiterzuleben, ist ein Teil dessen, was persönliches Wachstum und menschliche Reifung ausmacht.

## d. Spirituelle Begleitung

Es ist unglaublich,
wie viel Kraft die Seele
dem Körper zu leihen vermag!
*Wilhelm von Humboldt (1767–1835)*

Wie schon erwähnt, hat die Definition der Palliativmedizin durch die Weltgesundheitsorganisation die Behandlung physischer, psychosozialer und spiritueller Probleme auf die gleiche Stufe gestellt. Dieser ganzheitliche Ansatz hat in der Medizin zwar uralte Wurzeln (man denke nur an die Figur des Schamanen), er war aber in der neueren Geschichte, besonders ab der zweiten Hälfte des 20. Jahrhunderts, durch die Verwissenschaftlichung und Technisierung der Medizin fast vollständig in Vergessenheit geraten.

Ein gutes Beispiel dafür bot in der Vergangenheit die Rolle der in deutschen Krankenhäusern regelmäßig vorhandenen Seelsorgedienste: Sie wurden von den Ärzten meist kaum beachtet, eine Kommunikation zwischen den Seelsorgern und dem medizinischen Team fand so gut wie nicht statt. Oft beschränkte sich die Rolle der Seelsorger auf die Durchführung bestimmter Rituale, vor allem bei Sterbenden oder Verstorbenen. Der Job war so unattraktiv, dass die Kirchen zum Teil ihre schlechtesten Seelsorger in die Krankenhäuser regelrecht «strafversetzten».

In den letzten Jahren zeichnet sich hier allerdings ein Wandel ab. Zum einen haben die Kirchen erkannt, dass die Auseinandersetzung mit den spirituellen Bedürfnissen der Menschen in der Krankheitssituation zu den wichtigsten Betätigungsfeldern in der Seelsorge gehört. Zunehmend werden die begabtesten Seelsorger in die Krankenhäuser geschickt. Ökumenische Kooperationsmodelle erfreuen sich in der Krankenhausseelsorge immer größerer Beliebtheit, obwohl ansonsten die Ökumene eher auf der Stelle tritt. Der Bereich der Krankenhausseelsorge ist mithin von einer eher peripheren Erscheinung zu einem der Schwerpunkte der pastoralen Tätigkeit der großen Religionsgemeinschaften geworden.

Eine parallel dazu verlaufende Entwicklung geht allerdings in eine andere Richtung, nämlich die Loslösung des Begriffs «Spiritualität» von einer ausschließlich religiösen, kirchengebundenen Vorstellung hin zu einer persönlichen Angelegenheit des Einzelnen (*believing without belonging* – glauben, ohne dazuzugehören). Diese Bewegung hat für einige Unruhe bei den etablierten Kirchen gesorgt, die den allmählichen Verlust ihrer Deutungshoheit in diesem nunmehr zentralen Bereich ihrer Tätigkeit mit Unbehagen beobachten.

## Was heißt eigentlich Spiritualität (in der Medizin)?

Jeder Versuch, Spiritualität zu definieren, ist zum Scheitern verurteilt. Man kann sich dem Begriff bestenfalls annähern. Der Arbeitskreis Seelsorge der Deutschen Gesellschaft für Palliativmedizin hat 2006 folgende Definition vorgeschlagen: «Unter Spiritualität kann die innere Einstellung, der innere Geist wie auch das persönliche Suchen nach Sinngebung eines Menschen verstanden werden, mit dem er Erfahrungen des Lebens und insbesondere auch existentiellen Bedrohungen zu begegnen versucht.» In diesem Definitionsversuch wird deutlich, dass Spiritualität eine hochpersönliche (*«innere»*) Angelegenheit ist, etwas mit Lebenssinn zu tun hat und in schwersten Situationen (*«existentielle Bedrohungen»*) eine Ressource für den Einzelnen sein kann. Diese Ressource zu aktivieren, sie für die Patienten und ihre Familien erfahrbar zu machen, ist eines der wichtigsten Ziele der spirituellen Begleitung am Lebensende.

## Spiritualität, Wertvorstellungen und Lebenssinn

Mehrere wissenschaftliche Untersuchungen haben auf die Bedeutung von Wertvorstellungen und des Konzepts des Lebenssinns am Lebensende sowie deren Beziehungen zur Spiritualität hingewiesen.

Der Psychotherapeut Martin Fegg führte 2008 eine Untersuchung über die Wertvorstellungen Sterbender durch. Dabei verwendete er einen Fragebogen, dessen Aussagekraft an über 20 000 Menschen auf der ganzen Welt getestet wurde.[11] Er erfasst universelle Grundwerte, die sich in so gut wie allen Kulturen wiederfinden lassen. Eine der beiden Achsen dieses Fragebogens betrifft die selbstbezogenen Werte (Macht, Genuss, Selbstverwirklichung) im Gegensatz zu den altruistischen Werten wie Universalismus (um das Schicksal der Welt besorgt sein) und Benevolenz (Gutes für andere wünschen). Die Ergebnisse zeigen eindrucksvoll, dass Menschen, die den Tod vor Augen haben, die Wichtigkeit der anderen entdecken: Bei *allen* getesteten schwerstkranken Menschen lässt sich, unabhängig von ihrer Religion oder der Art ihrer Krankheit, eine Verschiebung ihrer persönlichen Wertvorstellungen hin zum Altruismus beobachten – in starkem Gegensatz zur «gesunden» Allgemeinbevölkerung. Die Ursachen hierfür liegen vermutlich im stattgefundenen Prozess der Krankheitsbewältigung wie auch in dem Prioritätenwandel, der mit steigendem Lebensalter erfolgt (siehe unten). Die Belohnung dafür ist eine höhere Lebensqualität trotz schwerster Erkrankung und begrenzter Lebenserwartung.

Wie verschiedene wissenschaftliche Studien zeigen, kommt es für die Lebensqualität am Lebensende nicht auf die physische Funktionsfähigkeit an.[12] Die Ergebnisse zu den Wertvorstellungen Schwerstkranker legen nahe, dass die Menschen im Angesicht des Todes erkennen, worauf es wirklich ankommt. Dabei stellt der Wandel der Wertvorstellungen in Richtung Altruismus einen Schritt «aus sich selbst heraus» dar, weshalb diese Werte auch als «selbsttranszendent» bezeichnet werden.

In einer weiteren Untersuchungsreihe zeigte Martin Fegg

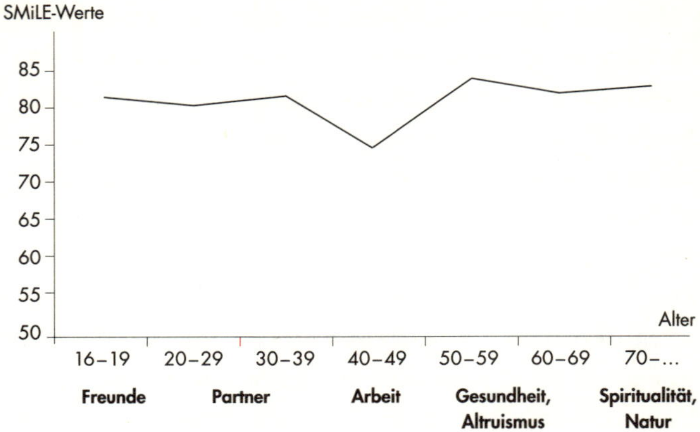


*Abbildung 4.2: Sinnstiftende Bereiche und durchschnittliche Zufriedenheit mit dem eigenen Lebenssinn in der deutschen Allgemeinbevölkerung in Abhängigkeit von den Altersstufen.*[13]

die Verteilung der sinngebenden Bereiche in der Allgemeinbevölkerung für Menschen verschiedener Altersstufen. Die Daten wurden mittels der eigens dafür entwickelten «Skala für die Erfassung des individuellen Lebenssinns» (*Schedule for Meaning in Life Evaluation*, SMiLE) erhoben und sind graphisch in Abbildung 4.2 dargestellt.

Spannend ist die Feststellung, dass sich die sattsam bekannte *midlife crisis* in dieser Erhebung sehr gut als Sinnkrise in der Lebensmitte abbildet, und zwar genau dann, wenn die Arbeit die höchste Lebenspriorität darstellt. Die gute Nachricht: Mit dem Alter wird es besser, es treten andere Bereiche in den Vordergrund, darunter Altruismus (siehe oben), Natur und Spiritualität. Die Zufriedenheit mit dem eigenen Lebenssinn steigt wieder auf die gleichen Werte wie in der Jugend – trotz deutlich geringerer Lebenserwartung.

Aus diesen Daten lässt sich die Bedeutung von Spiritualität

als potentiell sinngebender Bereich am Lebensende sehr gut erkennen. Aufgabe der verschiedenen Berufsgruppen in der Palliativ- und Hospizbetreuung ist es, diese Ressource zu aktivieren, wenn sie für die betroffenen Menschen von Nutzen sein kann.

## Die Rolle der Ärzte

In Psalm 90 steht der bemerkenswerte Satz: «Herr, lehre uns bedenken, dass wir sterben müssen, auf dass wir klug werden.» Auch der Buddha sagte: «Von allen Meditationen ist die über den Tod die höchste.» Wenn man über den Tod nachdenkt, tauchen spirituelle Themen wie von selbst auf. Wir haben dazu eine Untersuchung gemacht: Wenn in der Klinik ein Patient gefragt wird: «Möchten Sie mit dem Seelsorger sprechen?», ist die häufigste Antwort: «Ist es denn schon so weit mit mir?» Wenn wir aber als Ärzte den Patienten fragen: «Würden Sie sich im weitesten Sinne des Wortes als gläubigen Menschen bezeichnen?», so ist die Antwort in 87 Prozent der Fälle «Ja». 87 Prozent, das heißt fast neun von zehn Patienten, und das in unserer angeblich weitgehend säkularisierten Gesellschaft. Diese Frage hat sich als sehr gute Einstiegsfrage für ein Gespräch über Spiritualität am Lebensende erwiesen. Ein solches Gespräch wird von der großen Mehrheit der befragten Palliativpatienten als hilfreich und wenig belastend eingestuft. Wenn man die Patienten fragt, mit wem sie ein solches Gespräch am liebsten weiterführen möchten, dann schneiden die Ärzte sogar noch etwas besser ab als die Seelsorger. Ein Patient brachte es auf den Punkt: «Ich ziehe es vor, mit Ihnen [dem Arzt] über dieses Thema zu reden, denn Sie sind objektiver.»

Tatsächlich scheint es für Menschen im Angesicht des Todes

von großer Bedeutung zu sein, von ihren Ärzten als ganze Menschen gesehen zu werden, wozu der spirituelle Bereich unmittelbar gehört. In gewissem Sinne ist dies auch eine Rückkehr zu den Wurzeln der Medizin, in denen der spirituelle und der heilende Aspekt untrennbar miteinander verbunden waren – man denke wieder an die Schamanen oder die Medizinmänner. Vor diesem Hintergrund ist sicher auch das große Interesse zu sehen, das dem neuen akademischen Fach «Spiritual Care» entgegengebracht wird. Spiritual Care ist weit mehr als konfessionell geprägte (christliche) Seelsorge. Sie stellt die umfassende Sorge um den kranken Menschen dar, die den Berufen des Seelsorgers und des Arztes und im Grunde allen Berufsgruppen im Gesundheitswesen gemeinsam ist.[14]

Im Jahr 2010 wurde an der Universität München die europaweit erste Professur für Spiritual Care etabliert, angesiedelt am Lehrstuhl für Palliativmedizin und passenderweise gleich ökumenisch besetzt mit einem katholischen und einem evangelischen Theologen. Obwohl sie vollständig durch externe Mittel des Stifterverbands für die Deutsche Wissenschaft finanziert wurde, stieß die Errichtung dieser Professur auf ganz erhebliche Widerstände innerhalb der medizinischen Fakultät. Ein hochrangiger Arzt und Professor fragte allen Ernstes nach, was denn der genaue Unterschied zwischen Spiritual Care und Aromatherapie sei. Diese Widerstände spiegeln die Schwierigkeiten des etablierten Medizinbetriebs wider, andere Kompetenzen als die ärztliche als gleichwertig zu akzeptieren. Inzwischen hat sich allerdings die Professur gut in die Arbeit der Fakultät eingefügt, und die Lehrangebote werden von den Studenten gerne angenommen. Das ist ein wesentlicher erster Schritt, um die spirituelle Dimension wieder in die moderne Medizin zu integrieren.

## Die Rolle der Seelsorger

Eine weitere klassische Antwort auf die Frage, ob ein Gespräch mit dem Seelsorger gewünscht wird, ist: «Na ja, wissen Sie, ich bin nicht sehr religiös.» Darauf haben wir eine Standarderwiderung: «Unsere Seelsorger auch nicht!» Der regelmäßig einsetzende Lacherfolg erlaubt dann ein Gespräch darüber, was spirituelle Begleitung in der Palliativmedizin wirklich meint. Eine zentrale Rolle spielt die biographische Arbeit, die Unterstützung in dem Versuch, Sinn im vergangenen, gegenwärtigen und künftigen Leben (sei der bevorstehende Abschnitt noch so kurz) zu finden. Dazu können außerdem gehören: die Aufarbeitung ungelöster Konflikte, die Erinnerung an vieles Gute, was vergessen war, und eventuell – aber keinesfalls zwingend – auch die Erfahrung des «Getragenwerdens» in einem die eigene Person übersteigenden (transzendenten) Sinnzusammenhang.

Eine weitere Möglichkeit der biographischen Arbeit kann die Erstellung einer schriftlichen Zusammenfassung des eigenen Lebens, sozusagen als «Nachlass» für die Angehörigen und Nachkommen, sein. Dieser Ansatz, der vom kanadischen Arzt Dr. Harvey Chochinov als «Dignity Therapy» (Therapie der Würde) entwickelt wurde, hat bei vielen Patienten positive Resonanz gefunden.[15] Dies zeigt, wie wichtig es für viele Menschen am Lebensende ist, eine Spur in dieser Welt zu hinterlassen.

Das, was früher die Hauptaufgabe der Krankenhausseelsorger war, stellt heute, rein zeitlich gesehen, nur einen kleineren Teil ihrer Arbeit dar: die Durchführung von Ritualen (Segnung, Krankensalbung, Beichte, Kommunion etc.). Eine Untersuchung der Seelsorgepraxis in acht bayerischen Hospiz- und Palliativeinrichtungen zeigte (bei 250 dokumentierten Kontakten), dass in allen Fällen ein zumeist längeres Gespräch stattfand, aber nur in 55 Prozent der Fälle ein Ritual (einschließlich Gebet oder Segen) vollzogen wurde. Interessanterweise wurden nie Rituale durchgeführt, wenn der Kontakt ausschließlich mit den Angehörigen (ohne Patient) stattfand.[16] Art und Spektrum der Seelsorgearbeit sind mithin derzeit einem starken Wandel unterworfen, der auch mit einer Ausweitung der geforderten Kompetenzen im interreligiösen und multiprofessionellen Dialog einhergeht.

## Die Rolle des Teams

Spiritualität ist Teamarbeit – das wird einem in der Arbeit mit Schwerstkranken und Sterbenden immer wieder vor Augen geführt. Dazu gehört zunächst die Reflexion der Teammitglieder über ihre eigene Spiritualität als wesentliche Voraussetzung für ihre Arbeit in diesem Bereich. Ein Spiritual-Care-Kurs, bei dem es hauptsächlich um diesen Aspekt ging, konnte sowohl das spirituelle Wohlbefinden der Teilnehmer als auch ihre Einstellung zur eigenen Arbeit und zu den Kollegen nachhaltig verbessern.[17]

Es sind oft beiläufige Andeutungen, Halbsätze oder Traumerzählungen, die über die spirituellen Nöte und Bedürfnisse eines Patienten am besten Auskunft geben, und es ist auch keineswegs immer ein und dieselbe Person, an die sich diese Mitteilungen richten. Erst in der Gesamtschau ergeben die mehr oder minder versteckten Hinweise plötzlich einen Sinn. Die Wahrnehmung dieser Signale ist Aufgabe aller Mitarbeiter im Palliativteam. Entsprechend ist Spiritual Care nicht nur Aufgabe der Seelsorger, sondern des gesamten Teams. Der Patient sucht sich die Person aus, von der er spirituell begleitet werden möchte. Das kann die Krankenschwester, der Psychologe, die Hospizhelferin, der Seelsorger oder auch der Arzt sein. Und manchmal sind die Rollengrenzen nicht ganz scharf definiert, wie die folgende kleine Geschichte zeigt.

Frau W., eine 87-jährige Patientin mit Brustkrebs im Endstadium, die ich wegen «Unruhe» sehen sollte, entpuppte sich bei der Untersuchung als eine charmante, zierliche alte Dame ohne akute physische Beschwerden und mit exzellenter Symptomkontrolle. Als ich sie über ihre Ängste befragte, erzählte sie, dass sie eine furchtbare Angst vor dem Sterben und vor dem habe, was möglicherweise danach kommen könnte. Innerhalb einer Stunde erzählte sie mir daraufhin ihr gesamtes Leben, und ich hörte ihr zu, ohne ihren Monolog zu unterbrechen. Danach war sie etwas ruhiger, und wir verabschiedeten uns. Ich hatte bei dem Besuch natürlich alle Insignien getragen, die auf meinen Beruf hinwiesen, den weißen Kittel mit dem Namenszug, das Stethoskop usw. Als aber am Nachmittag der für die Station zuständige Seelsorger seine Runde drehte, begrüßte sie ihn mit den Worten: «Sie brauchen heit net kemma, der Herr Pfarrer war scho do.»[18]

Das ist eine Anekdote, die zum Schmunzeln anregt. Auf den zweiten Blick stellt sich allerdings die Frage, was es über unser Gesundheitssystem aussagt, wenn ein Arzt, der nichts anderes tut, als zuzuhören, von einer geistig völlig klaren Patientin unbewusst in einen anderen Beruf transferiert werden muss, weil dieses Verhalten offenbar mit ihrem Konzept eines Arztes – zumal in einem Universitätsklinikum – nicht in Einklang zu bringen ist.

## Schlussbemerkung

Eine der wichtigsten Botschaften von Spiritual Care lautet: *Was uns allen zu wünschen ist, ist ein nüchterner und gelassener Blick auf die eigene Endlichkeit.* Dies erfordert eine ruhige und wiederholte Reflexion über unsere Prioritäten, unsere Wertvorstellungen, unsere Überzeugungen und unsere Hoffnungen, am besten im Dialog mit den Menschen, die uns am nächsten stehen. Das passiert leider im Leben eher selten, und wenn, dann oft sehr spät. Nehmen wir uns hier und jetzt die Zeit dafür.[19] Als Motto dieser Reflexion und als Erinnerung daran kann vielleicht der uralte Ruf dienen, der am Ende eines jeden Tages, nach der allerletzten Meditation, in den Zen-Klöstern erschallt:

Eines lege ich euch allen ans Herz:<br>
Leben und Tod sind eine ernste Sache.<br>
Schnell vergehen alle Dinge.<br>
Seid ganz wach,<br>
niemals achtlos,<br>
niemals nachlässig.

# 5
# Meditation und schwere Krankheit

> With all your science can you tell
> how it is, and whence it is,
> that light comes into the soul?[1]
>
> *Henry David Thoreau (1817–1862)*

Herr M. war ein erfolgreicher Geschäftsmann, bevor er mit 48 Jahren an amyotropher Lateralsklerose (ALS) erkrankte. Die ALS ist eine unheilbare Krankheit mit fortschreitendem Muskelschwund und Lähmungen, die in zwei bis drei Jahren zum Tode durch Atemlähmung führt. Bei seinem ersten Besuch in unserer Ambulanz war die Erkrankung schon fortgeschritten, seine Arme und Beine waren fast vollständig gelähmt, und er war somit das, was man hierzulande für gewöhnlich einen «Pflegefall» nennt. Umso mehr erstaunten mich seine Ruhe und friedvolle Ausstrahlung. Seine Sprechfähigkeit war noch intakt, und er erzählte mir, dass er nach der Diagnose eine schwere Depression mit Suizidgedanken durchlitten hatte. Auf Anraten eines Freundes hatte er sich daraufhin der Meditation zugewandt, und das hatte seine Einstellung zum Leben grundlegend verändert. «Wissen Sie», sagte er mir einmal, «so komisch es klingt, aber ich meine, dass meine Lebensqualität heute besser ist als vor der Erkrankung, trotz meiner schweren Behinderung. Damals hatte ich keine Zeit, war erfolgreich und gestresst. Jetzt habe ich viel Zeit und habe vor allem gelernt, in dieser Zeit zu leben, einfach da zu sein.»

Als erste Reaktion würde mancher an der psychischen Gesundheit dieses Menschen zu zweifeln beginnen. Wie in aller Welt kann man sagen, dass man mit ALS glücklicher ist als ohne? Für viele Ärzte, die die Krankheit kennen, wäre die Diagnose ALS ein Grund zum sofortigen Suizid. Genau genommen stellt eine solche Aussage unser gesamtes Wertesystem als Mediziner, unsere Heilungs- und Handlungsethik in Frage und muss deshalb sofort als krankhaft deklariert werden. Nur, Herr M. zeigte keinerlei Anzeichen einer psychischen Erkrankung. Er war sehr entspannt, und man konnte feststellen, dass er versuchte, die Gesprächssituation für alle so angenehm wie möglich zu gestalten. In einem weiteren Gespräch stellte er fest, dass er sich in der Tat nicht unbedingt «glücklicher» fühlte im allgemeinen Sinne des Wortes. Seine Behinderung, seine fortschreitende Atemlähmung, die Angst, seine Sprechfähigkeit zu verlieren, das alles war ihm sehr wohl schmerzhaft bewusst. «Aber», sagte er, «genau das ist es, worum es geht: Bewusstheit. Wenigstens bin ich mir jetzt dessen bewusst, was ich erlebe, was ich früher nicht war, und kann daher auch kleine Freuden viel intensiver genießen.»

Es sollte fairerweise nicht verschwiegen werden, dass die finanzielle Situation von Herrn M. und seiner Familie ziemlich gut war und er sich daher eine professionelle Rund-um-die-Uhr-Pflege leisten konnte. Aber das war nicht annähernd ausreichend, um sein bewundernswertes inneres Gleichgewicht zu erklären. Viele Patienten mit ähnlich guten ökonomischen Voraussetzungen sind nicht in der Lage, mit ihrer Krankheit auch nur einigermaßen gut zurechtzukommen. Herr M. war der erste Patient, den ich kennenlernte, der Meditation als eine Methode der Krankheitsbewältigung einsetzte.

Herr M. wurde in den letzten Monaten zu Hause während der Nacht über eine Maske beatmet. Er entschied sich, die Heimbeatmung zu beenden, als die Krankheit so weit fortgeschritten war, dass er auch während des Tages beatmungspflichtig wurde. Eine Dauerbeatmung über einen Luftröhrenschnitt lehnte er entschieden ab. Wir organisierten die Verlegung auf eine Palliativstation, um sicherzustellen, dass er ausreichend Medikamente zur Linderung der Atemnot in der Sterbephase bekommen würde. Zur großen Überraschung des gesamten Palliativteams sank Herr M., nachdem er sich von seiner Frau und seiner Familie verabschiedet hatte, in einen tiefen Schlaf, von dort ins Koma und starb friedlich und ohne Atemnot wenige Stunden später. Auch durch seinen Tod hat Herr M. ein Zeichen gesetzt: Die Zusammenarbeit unserer ALS-Ambulanz mit dieser Palliativstation, die bis dahin ALS-Patienten nur sehr zurückhaltend aufgenommen hat, besonders wenn sie heimbeatmet waren, ist seitdem hervorragend.

Auch wenn die persönliche Entwicklung von Herrn M. sicher eine besondere war, ist er kein Einzelfall. Frau H., eine 49-jährige ALS-Patientin, erzählte uns vor einigen Jahren, dass sie schon vor dem Ausbruch der Krankheit meditiert habe. Seit der Diagnose sei ihre Meditationspraxis allerdings deutlich intensiver geworden. Es war uns aufgefallen, dass sie einen sehr pragmatischen Zugang zu ihrer Krankheit hatte und dass sie bei den Treffen der Selbsthilfegruppe einen positiven Einfluss auf andere Patienten ausübte. Inzwischen hat Frau H. selbst die Leitung einer Patientengruppe übernommen und ihren Mitpatienten eine Einweisung in Meditationstechnik angeboten, die sehr gut angekommen ist.

In dem wunderbaren Buch von Mitch Albom *Dienstags bei*

*Morrie: Die Lehre eines Lebens*[2] werden die letzten Lebensmonate des amerikanischen Soziologie-Professors und ALS-Patienten Morrie Schwartz beschrieben, der einem ehemaligen Studenten in mehreren Treffen wichtige Wahrheiten über Leben und Tod mitteilt. Das Buch war in den USA mehrere Jahre auf den Bestseller-Listen. Morrie Schwartz war sicher ein außerordentlicher Mensch mit einer tiefen Humanität und Menschenkenntnis lange vor dem Beginn seiner Krankheit. Es ist allerdings bemerkenswert, dass er nach der Diagnose einen wichtigen Teil seiner verbleibenden Lebensspanne für das Erlernen und Praktizieren von Meditation verwendete. Man kann nur vermuten, dass dies eine der Voraussetzungen war, welche jene bewunderungswürdige Ruhe und Gelassenheit trotz der fortschreitenden Krankheit ermöglichten, die viele Leser des Buches inspiriert hat und die mich sehr an die Haltung von Herrn M. erinnerte.

## Was ist Meditation?

Es ist hilfreich, zunächst festzustellen, was Meditation nicht ist: Es ist keine Entspannungstechnik. Es ist kein exotisches fernöstliches Ritual, das sich nur dann korrekt durchführen lässt, wenn man Buddhist oder noch besser Zen-Mönch ist (tatsächlich gibt es derzeit eine starke Rückbesinnung auf die Tradition der Meditationspraxis innerhalb von christlichen Gemeinden und Orden). Meditation ist nicht dazu da, um Krankheitssymptome zu verhindern, und noch viel weniger, um eine fortschreitende Krankheit zu stoppen. Aber sie kann die Art und Weise, in der Menschen auf ihre Krankheit und auch auf ihr Leben schauen, verändern.

Die Geschichte der Meditation lässt sich für die letzten

2500 Jahre zurückverfolgen und ist wahrscheinlich noch viel älter. Sie ist am besten aus der buddhistischen Tradition bekannt, wo sie eine zentrale Rolle auf dem spirituellen Weg spielt. Meditationselemente findet man allerdings in allen großen Religionen, vor allem in ihren mystischen Bewegungen, wie den hinduistischen Sadhus, den islamischen Sufis, den jüdischen Chassidim oder den christlichen Mystikern des Mittelalters.

Es gibt unendlich viele Definitionen von Meditation – einige pragmatische, einige poetische, einige kryptische –, aber sie alle schaffen es nicht, die Essenz der Meditation zu übermitteln. Eine der besten Definitionen von Meditation ist «nur Da-Sein». Eine andere Definition ist einfach «Achtsamkeit». Dr. James H. Austin, Autor des bedeutenden Werkes *Zen und das Gehirn*, sagt dazu: «(Meditation) wird zu einem Weg des *Nichtdenkens mit Klarheit* und des Übertragens dieser klaren Achtsamkeit in das alltägliche Leben.» Was die Meditationstechnik angeht, hat der große Zen-Meister Dogen (1200–1253) gesagt: «Befreie dich von aller Anhaftung…, denke nicht über Gut und Böse nach, und urteile nicht, ob richtig oder falsch. Beende die Tätigkeit des Geistes, des Willens und des Bewusstseins; beende alle Begehrlichkeiten, alle Konzepte und alle Urteile.» Der tibetische Meister Jamyang Khyentse Rinpoche (1896–1959) meinte einmal: «Wenn du einen Gedanken beendest und bevor du den nächsten Gedanken beginnst, ist da nicht eine kleine Pause, eine Lücke? Gut, dann verlängere sie! Das ist Meditation.»

Meditation lässt sich nicht umfassend mit Worten definieren, sie muss erfahren werden. Meditation hat kein direktes «Ziel», außer uns die Schönheit und Kostbarkeit des gegenwärtigen Augenblickes bewusstzumachen. Wenn Sie es ausprobieren, werden Sie am Anfang vielleicht bemerken, dass Sie in stärkerem Maße dessen gewahr werden, was um Sie herum vorgeht, dass Sie weniger an Ihren Gedanken und Gefühlen hängen und mehr «zentriert» sind. Mit der Zeit werden Sie realisieren, dass alle Gründe für Schmerzen und Angst, genauso wie alle Quellen von Freude und Glück, in uns selbst liegen. Letztlich kann die Praxis der Meditation zum Aufblühen von Liebe und Mitgefühl für uns selbst und für andere Menschen führen.

Es gibt verschiedene Arten der Meditation, die alle dieselben fundamentalen Prinzipien berücksichtigen: transzendentale Meditation, Achtsamkeitsmeditation, tibetische Meditation, Zen-Meditation und viele andere. Eine detaillierte Beschreibung der verschiedenen Meditationstechniken würde den Rahmen dieses Kapitels sprengen. Besonders hilfreich war für mich das Buch von Jon Kabat-Zinn: *Gesund durch Meditation*.[3] Das Buch beschreibt das meditationsbasierte Stressreduktionsprogramm am Klinikum der University of Massachusetts. Es beinhaltet eine Anleitung zur Meditation, die sich gut zum «Ausprobieren» eignet. Inzwischen gibt es auch im Internet hilfreiche Anleitungen, wie zum Beispiel die Website www.whatmeditationreallyis.com (voraussichtlich ab 2013 auch in einer deutschsprachigen Version).

## Wieso könnte Meditation bei schwerer Krankheit helfen?

Menschen, die erfahren müssen, dass sie an einer lebensbedrohlichen Krankheit leiden, erleben einen radikalen Wechsel in ihrer Lebensperspektive. Alle langfristigen Pläne oder Ziele müssen aufgegeben oder verändert werden. Die Anpassung an eine schwere Krankheit beginnt in der Regel mit einer schmerzhaften Phase der Depression und der Verdrängung, bevor eine Akzeptanz der Krankheit möglich ist. Die Zeit ist begrenzt, und das Sterben wird zu einer konkreten Realität, mit der man klarkommen muss. Das stimmt zwar für jeden von uns, aber die meisten Menschen schieben die Konfrontation mit der Frage von Sterben und Tod so lange auf, bis es zu spät ist. Alle großen spirituellen Traditionen haben betont, wie wichtig es ist, den Tod in unser Leben zu integrieren. Ein besonders schönes und lesenswertes Beispiel ist *Das tibetische Buch vom Leben und vom Sterben* von Sogyal Rinpoche.[4]

Warum sollten Menschen mit schwerer Krankheit ihre wertvolle Zeit investieren für etwas so Zeitraubendes und Anstrengendes wie Meditation? Die Antwort ist, dass sie das nicht tun sollten, außer sie wollen es wirklich. Zu Beginn der Erkrankung suchen die meisten Menschen vor allem nach Möglichkeiten der Heilung oder wenigstens der Lebensverlängerung. Mit Fortschreiten der Erkrankung bemerken viele, dass sie, wie mir ein Patient sagte, «gleichzeitig zu wenig und zu viel Zeit haben». Zu wenig Zeit bis zum Tod, aber zu viel Zeit, weil die meisten Aktivitäten des täglichen Lebens wegen der Krankheit nicht mehr durchgeführt werden können. Der Verlust physischer Funktionen und der eigenen Unabhängigkeit führt oft zu Ärger und Frustration. Für die Meditation braucht man indes keine besonderen physischen Fähigkeiten. Was man braucht, sind ein intakter Geist, ein bisschen Zeit und ein fester Vorsatz.

Wie schon erwähnt, ist einer der zentralen Aspekte von Meditation das Loslassen oder «Nichtgreifen». Wir sind ständig dabei, an bestimmten angenehmen Aspekten unseres Lebens zu hängen, insbesondere wenn wir Gefahr laufen, sie zu verlieren. Meditation kann uns helfen, loszulassen und die

Dinge so zu akzeptieren, wie sie sind. Das ist möglicherweise die schwierigste psychologische Aufgabe bei einer schweren Erkrankung, aber diejenigen Menschen, denen dies gelingt (egal, ob durch Meditation oder über andere Wege), werden mit einem Quantensprung in ihrer Lebensqualität belohnt.

Bei vielen lebensbedrohlichen Erkrankungen bleiben die intellektuellen und emotionalen Fähigkeiten bis zum Tode erhalten. Das ist allerdings eine zweischneidige Angelegenheit. Intaktes Bewusstsein kann eine ständige Angst hinsichtlich des zukünftigen Verlaufs der Erkrankung mit sich bringen und schließlich die Entwicklung einer nihilistischen Haltung befördern («Niemand kann mir helfen»). Dies kann in Einzelfällen bis zur Bitte um Lebensverkürzung führen. Auf der anderen Seite können die intakten geistigen Fähigkeiten auch zum eigenen Wohle verwendet werden, um adäquate Strategien zur Krankheitsbewältigung zu entwickeln und damit die eigene Lebensqualität (und dadurch auch die der Angehörigen) für die verbleibende Lebenszeit zu erhöhen.

Ein bemerkenswertes Beispiel für eine solche Anpassung und für spirituelles Wachstum trotz oder gerade wegen einer schweren Erkrankung ist das Leben von Philip Simmons. Sein Buch *Learning to fall*[5] ist für alle Menschen mit unheilbaren Krankheiten und ihre Familienangehörigen sehr empfehlenswert. Philip Simmons kämpft sich durch seine ALS-Erkrankung und schafft es, auch mit Hilfe von Meditation, einen unglaublichen inneren Frieden und Akzeptanz zu erreichen. Dies zeigt sich in folgendem Zitat:

«Wenn wir unsere Vergänglichkeit akzeptieren, wenn wir unsere Anhaftung an den Dingen, so wie sie sind, loslassen, dann öffnen wir uns zur Gnade. Wenn wir ruhig sein können im Bewusstsein unseres Sterbens, wenn wir den Mut haben, sogar ins Gesicht eines Kindes zu schauen und zu sagen: ‹Diese Blume, auch sie wird welken und nicht mehr sein›, wenn wir die Nähe des Todes fühlen können und seine Berechtigung genau wie die Berechtigung der Geburt einsehen, dann werden wir übergesiedelt sein zu jenem entfernten Ufer, wo der Tod uns keine Angst mehr machen kann, wo wir das Maß des Ewigen, das für uns in diesem Leben bereitsteht, erfahren können.»

## Eine Warnung zum Schluss

Was bis jetzt gesagt wurde, soll nicht den Eindruck erwecken, dass Meditation der richtige Zugang für alle oder auch nur für die meisten Menschen mit schwerer Erkrankung sei. Welche Bewältigungsstrategie die «richtige» für einen bestimmten Patienten oder Angehörigen ist, kann man nicht von vornherein feststellen. Es muss ausprobiert werden. Fachkräfte im Gesundheitswesen können unterschiedliche Alternativen zeigen, die anderen Menschen in ähnlichen Situationen schon geholfen haben. Meditieren hat ohne Zweifel einigen Patienten sehr geholfen. Dieses Kapitel hatte keinen anderen Sinn, als Sie darüber zu informieren. Wenn Sie denken, dass das für Sie auch ein guter Weg sein könnte, probieren Sie es aus. Und wenn Sie möchten, schreiben Sie mir, um mir Ihre Erfahrungen (positive wie negative) zu berichten – das könnte vielleicht anderen Menschen in der Zukunft helfen.[6]

## 6
## Verhungern und verdursten? Ernährung und Flüssigkeit am Lebensende und bei Patienten mit Demenz oder Wachkoma

Die Frage nach der Ernährung und Flüssigkeitsgabe in der letzten Lebensphase ist ein hochgradig emotional besetztes Thema. Grund dafür dürfte die Tatsache sein, dass eine der allerersten Bindungserfahrungen eines Menschen in der Regel über das Stillen von Hunger und Durst erfolgt und damit das Thema Ernährung an die Archetypen der menschlichen Existenz rührt. Die Stichworte «Verhungern» und «Verdursten» werden bisweilen wie Schreckgespenste an die Wand gemalt und verhindern nicht selten eine nüchterne Diskussion über die Vorteile und Nachteile einer künstlichen Nahrungs- und Flüssigkeitszufuhr in der Sterbephase. Dabei hat die Bundesärztekammer in ihren Grundsätzen zur ärztlichen Sterbebegleitung schon 2004 zu Recht ausgeführt (und 2011 bestätigt): «Die Hilfe besteht in palliativmedizinischer Versorgung und damit auch in Beistand und Sorge für Basisbetreuung. Dazu gehören nicht immer Nahrungs- und Flüssigkeitszufuhr, da sie für Sterbende eine schwere Belastung darstellen können. Jedoch müssen Hunger und Durst als subjektive Empfindungen gestillt werden.»[1]

## Ernährungs- und Flüssigkeitsmangel bei Gesunden und Sterbenden

Unsere Vorstellung vom Sterben unter Beendigung der Ernährungs- und Flüssigkeitszufuhr ist oft geprägt von Bildern und Informationen, welche vorrangig aus den Mangelregionen dieser Welt kommen. Die Folgen von Unterernährung und Flüssigkeitsmangel bei Gesunden sind in Tabelle 6.1 zusammengefasst.

**Tabelle 6.1: Folgen von Unterernährung und Flüssigkeitsmangel bei Gesunden**

| *Unterernährung* | *Flüssigkeitsmangel* |
|---|---|
| – Abmagerung | – Trockene Haut |
| – Muskelschwund | – Durstgefühl |
| – Lebervergrößerung | – Mundtrockenheit |
| – Wassereinlagerung im Bauch wegen Eiweißmangel | – Verstopfung |
| – Puls- und Blutdruckabfall | – Schläfrigkeit |
| – Wundliegen | – Verwirrtheit, Agitiertheit |
| – Müdigkeit | – Delir |

Diese angsteinflößende Zusammenstellung von Symptomen hat allerdings für das Lebensende keine Bedeutung. Hier geht es viel eher um die Frage: Leiden Sterbende unter quälendem Hunger- und Durstgefühl, wenn sie keine Nahrung und Flüssigkeit mehr zu sich nehmen können? Und muss, um dies zu verhindern, eine künstliche Zufuhr von Nahrung und Flüssigkeit in der Sterbephase erfolgen? Die Antwort ist in beiden Fällen: Nein.

In der letzten Lebensphase, insbesondere bei Hochbetagten, verbraucht der menschliche Körper mehr Energie, als er zugeführt bekommen kann (sogenannte «katabole Stoffwechsellage»), weil selbst «normale» Nahrungsmengen nicht mehr verarbeitet werden können. Daran kann auch hyperkalorische Ernährung nichts mehr ändern; daher ist Gewichtsverlust am Lebensende nicht zu vermeiden. Um das Gefühl von Hunger und Durst zu stillen, reichen demgegenüber kleinste Mengen an Nahrung und Flüssigkeit aus. In der eigentlichen Sterbephase haben Patienten in aller Regel keinen Hunger.

Das Durstgefühl am Lebensende hängt von der Trockenheit der Mundschleimhäute, aber *nicht von der Menge zugeführter Flüssigkeit* ab. Ursachen von Mundtrockenheit am Lebensende können unter anderem sein: Medikamente, Pilzinfektionen, lokale Bestrahlungen, Sauerstoffzufuhr oder Atmen durch den Mund. Daraus ergibt sich, dass Vorbeugung und Therapie von Durstgefühl am Lebensende über die Verhinderung und Behandlung der Mundtrockenheit erfolgen müssen (und nicht über eine künstliche Flüssigkeitszufuhr). Dies geschieht nach den in Tabelle 6.2 genannten Prinzipien.

**Tabelle 6.2: Vorbeugung und Behandlung der Mundtrockenheit**

- Vermeidung von Medikamenten mit schleimhautaustrocknenden Nebenwirkungen (z. B. Anticholinergika)
- konsequente Mund-/Lippenpflege
- künstlicher Speichel
- Vermeidung von Zitrone/Glyzerin
- Vermeidung von Sauerstoff
- kleine Eiswürfel
- kleine Mengen Flüssigkeit (tropfenweise in den Mund)

Es gibt eine ganze Reihe von Vorteilen einer verminderten Flüssigkeitszufuhr am Lebensende: weniger Erbrechen, Verringerung von Husten und Verschleimung, Verringerung von Wasseransammlungen («Ödemen») in Gewebe, Lunge und Bauch sowie weniger Schmerzen.[2] Außerdem konnte als Folge der verringerten Flüssigkeitszufuhr eine erhöhte Ausschüttung von sogenannten Endorphinen (morphinähnlichen körpereigenen Botenstoffen) im Gehirn festgestellt werden, welche schmerzlindernd und stimmungsaufhellend wirken. *Insgesamt scheint das Sterben in einem Zustand des leichten Wassermangels die physiologisch für den Körper am wenigsten belastende Form des Sterbeprozesses darzustellen.* Dagegen kann die Flüssigkeitszufuhr in der Sterbephase, insbesondere in Kombination mit einer unnötigen Sauerstoffgabe, zu einer deutlichen Leidensvermehrung führen, wie in Kapitel 7 ausführlich beschrieben wird.

Interessant sind in diesem Zusammenhang die Daten aus einer niederländischen Studie über Pflegeheimpatienten mit fortgeschrittener Demenz, bei welchen auf künstliche Ernährung und Flüssigkeitsgabe verzichtet wurde.[3] Die Datenerfassung erfolgte mit einer speziell für Demenzpatienten entwickelten Leidensskala, die wegen der fehlenden Kommunikationsfähigkeit dieser Patienten auf Fremdbeobachtung basiert. Mittels dieser Skala konnte nach der Entscheidung zur Nichteinleitung der künstlichen Ernährung und Flüssigkeitszufuhr eine kontinuierliche Abnahme des Leidensstatus der Patienten festgestellt werden. Den Patienten schien es also nach dieser Entscheidung bis zum Tode hin ständig besser zu gehen.

Eine weitere Informationsquelle ist eine Veröffentlichung aus dem *New England Journal of Medicine* über die Erfahrungen von Hospiz-Krankenschwestern, die Patienten begleiteten, welche ihr Leben durch bewussten Verzicht auf Ernährung und Flüssigkeit aktiv beendeten.[4] Das ist eine grundsätzlich andere Situation als in der Sterbephase: Diese Patienten waren zwar schwer krank, aber nicht sterbend und haben sich bewusst dafür entschieden, die ihnen noch verbleibende Lebensspanne durch die Beendigung von Flüssigkeits- und Nahrungsaufnahme zu verkürzen. 102 von 307 Pflegekräften hatten eine solche Situation mindestens einmal erlebt (informelle Anfragen des Autors bei Vorträgen auf deutschen Pflegekongressen ergaben, dass ca. 50 % der Pflegenden Ähnliches zu berichten wussten). Es handelt sich also offensichtlich um ein häufig vorkommendes, aber wenig beachtetes Phänomen. Die Daten aus der amerikanischen Studie zeigen, dass 85 % der betroffenen Patienten innerhalb von 15 Tagen starben. Die Pflegekräfte haben rückblickend den Sterbeverlauf dieser Patienten auf einer Skala von 0 bis 9 beurteilt (0 = der schrecklichste denkbare Tod, 9 = der friedlichste denkbare Tod). Der Median lag bei 8, das heißt, diese Patienten erlebten in der Regel einen sehr friedlichen Sterbeprozess.

Diese Daten decken sich mit der klinischen Erfahrung: Die von uns in der Sterbephase betreuten Patienten mit Demenz oder Wachkoma, bei welchen – entweder aufgrund einer fehlenden Indikation oder eines eindeutig festgestellten Patientenwillens – die künstliche Ernährung und Flüssigkeitsgabe nicht eingeleitet oder nicht fortgeführt wurde, sind ausnahmslos friedlich verstorben. In mehreren Fällen berichteten die zuständigen Pflegekräfte, dass aus ihrer Sicht nach Beendigung der künstlichen Flüssigkeits- und Nahrungszufuhr eine Verringerung des Leidenszustandes des Patienten zu beobachten war.

Zusammengefasst lassen diese Daten und Erfahrungen den Schluss zu, dass *eine künstliche Gabe von Ernährung und Flüssigkeit in der Sterbephase in der Regel nicht erfolgen sollte.* Damit ist am besten gewährleistet, dass das Sterben auf natürliche und friedliche Weise ablaufen kann. Wie immer in der Medizin gilt: keine Regel ohne Ausnahmen – aber diese sind im Einzelfall genau zu begründen. Dass die künstliche Flüssigkeitszufuhr immer eine medizinische Maßnahme ist, deren Indikation und Dosierung stets der aktuellen Situation des Patienten angepasst werden müssen, veranschaulicht folgendes Beispiel.

Die 88 Jahre alte zierliche Dame war mit einem Schenkelhalsbruch in die Nothilfe des großen Krankenhauses eingewiesen worden. Bei ihr war schon eine Herzklappenerkrankung bekannt. Nach Operation des Knochenbruchs verschlechterte sich ihr Zustand aufgrund eines kleinen Herzinfarkts. Sie klagte vor allem über Atemnot, und ihr Allgemeinzustand war so schlecht, dass man auch die Palliativmediziner zu Rate zog, da man mit ihrem baldigen Versterben rechnete. Auf den Röntgenbildern war deutlich Wasser in der Lunge zu erkennen, so dass die erste Frage der Menge der zugeführten Flüssigkeit galt. Die Antwort war, dass die Dame 1000 ml Flüssigkeit pro Tag als Infusion in die Vene bekomme, was angesichts der Herzerkrankung und des geringen Körpergewichts zwar etwas hoch, aber noch angemessen erschien. Allerdings offenbarte ein Blick in die Krankenakte, dass die Patientin, die nach der Operation nicht schlucken konnte, zusätzlich zu den angegebenen 1000 ml weitere 1500 ml flüssige Ernährungslösung bekam. Außerdem waren wegen der Schluckunfähigkeit alle Medikamente auf intravenöse Gabe umgestellt worden, ein jedes mit seiner eigenen kleinen Flüssigkeitsmenge (sogenannte «Kurzinfusion», meist 100 ml). Und es waren viele Medikamente, unter anderem Antibiotika, Schmerzmittel, Medikamente gegen Verschleimung und gegen Übelkeit sowie zur Verbesserung der Wasserausscheidung. Letzteres schien besonders angebracht, denn addierte man die zur Verabreichung all dieser Medikamente nötigen Flüssigkeitsmengen mit der Flüssignahrung, kamen zusätzliche 3050 ml zusammen. Die Patientin bekam also pro Tag insgesamt über 4 Liter Flüssigkeit zugeführt, was ihren schlechten Zustand unschwer erklärte. Nach Verringerung der Flüssigkeitsmenge auf weniger als ein Viertel ging es ihr rasch besser, die Atemnot verschwand, und sie konnte in eine Rehabilitationseinrichtung verlegt werden.

## Künstliche Ernährung und Demenz

Patienten mit weit fortgeschrittener Demenz verlieren nach der Bewegungs- und Kommunikationsfähigkeit auch die Fähigkeit, sich ausreichend auf natürlichem Wege zu ernähren, selbst bei liebevoller Fütterung (die in den meisten Pflegeeinrichtungen wegen Personalmangels ohnehin nicht möglich ist). Spätestens zu diesem Zeitpunkt, oft aber aus pflegeökonomischen Gründen schon viel früher, wird eine künstliche Ernährung mittels eines durch die Bauchdecke direkt in den Magen führenden Schlauchs (die sog. «perkutane endoskopische Gastrostomie» oder PEG-Sonde) begonnen. Theoretisch könnte eine Nahrungs- und Flüssigkeitsgabe über die PEG-Sonde bei diesen Patienten einer ganzen Reihe von vernünftigen Behandlungszielen dienen, darunter:

– Lebensverlängerung
– Verbesserung des Ernährungsstatus

- Verbesserung der Lebensqualität
- Verbesserte Wundheilung beim Wundliegen
- Verringerung des Verschluckens

Diese Ziele wären, jedes für sich, grundsätzlich sehr erstrebenswert. Leider sagen aber die gesamten wissenschaftlichen Studien, die es zu diesem Thema gibt, dass kein einziges dieser Therapieziele mit der Anlage einer PEG-Sonde bei Patienten mit fortgeschrittener Demenz zu erreichen ist.[5] Stattdessen sind unter anderem das Infektionsrisiko und die Sterbehäufigkeit bei Demenzpatienten mit PEG deutlich erhöht. *Das Legen einer PEG-Sonde ist folglich bei Patienten mit fortgeschrittener Demenz nicht nur unwirksam, sondern schädlich.* Sie darf daher nach den Regeln der modernen, evidenzbasierten (= auf wissenschaftlichen Daten beruhenden) Medizin nicht angewendet werden. Professor Volicer aus Boston, einer der renommiertesten Experten auf diesem Gebiet, stellte schon 2004 fest: «Dieses Ungleichgewicht zwischen Belastung und Nutzen der künstlichen Ernährung erlaubt die Empfehlung, *dass künstliche Ernährung bei Patienten mit fortgeschrittener Demenz grundsätzlich nicht angewendet werden sollte.*»[6]

Trotzdem werden pro Jahr in Deutschland über 100 000 PEGs neu gelegt, die meisten davon bei Pflegeheimpatienten, von denen über 70% dement sind. Betrachtet man dies gemeinsam mit den in Kapitel 7 beschriebenen Gepflogenheiten bezüglich der Gabe von Flüssigkeit und Sauerstoff in der Sterbephase, kommt man leider nicht umhin, den Schluss zu ziehen, dass *derzeit in deutschen Krankenhäusern und Pflegeheimen vieles in bester Absicht getan wird, was die Menschen ungewollt, aber aktiv am friedlichen Sterben hindert.*

Wie sieht die Alternative aus? Letztlich geht es um die Wiederentdeckung dessen, was man das «liebevolle Unterlassen» am Lebensende nennen könnte – wozu gelegentlich mehr Mut gehört als zum Tun –, und um das (Wieder-)Zulassen des natürlichen Todes.

Die Schweiz ist auf diesem Weg schon weiter: Eine Qualitätsrichtlinie im Kanton Zürich schreibt vor, dass sterbende Demenzpatienten keine künstliche Ernährung über PEG bekommen dürfen, außer in begründeten Ausnahmefällen. Aber auch in Deutschland gibt es erste Zeichen eines Umdenkens: In Bayern wurde durch das Sozialministerium und den Landespflegeausschuss ein Leitfaden «Künstliche Ernährung und Flüssigkeitsversorgung» herausgegeben, der die neuesten Erkenntnisse berücksichtigt und zur Arbeitsgrundlage für die Mitarbeiter der Heimaufsicht geworden ist.[7]

## Ernährung und Flüssigkeitsgabe bei Wachkoma-Patienten

### *Wachkoma und minimaler Bewusstseinszustand*

Eine besondere Heftigkeit erfährt die Diskussion um künstliche Ernährung und Flüssigkeitsgabe am Lebensende immer dann, wenn es um das Schicksal von Patienten im Wachkoma geht (damit sind im Folgenden Patienten im sogenannten persistierenden vegetativen Zustand – PVS – gemeint).[8] Bei diesen Patienten ist aufgrund einer schwersten Gehirnschädigung (z. B. durch Unfall oder Sauerstoffmangel bei Minderdurchblutung) die Tätigkeit des Großhirns so gut wie vollständig ausgefallen. Die tieferen Gehirnteile funktionieren allerdings weiter und erlauben damit die Aufrechterhaltung von basalen Körperfunktionen wie Atmung, Herzschlag und Schlaf-Wach-Rhythmus. Das Bewusstsein von Wachkoma-Patienten ist aus neurologischer Sicht nicht mehr vorhanden, da die dafür zuständigen Hirnteile nicht mehr funktionieren.

Ein Wachkoma-Zustand gilt als unveränderbar («persistent») nach spätestens einem Jahr ohne Besserung. Zwar wird in der Presse immer wieder von «Wunderheilungen» berichtet, bei denen Wachkoma-Patienten nach Jahren noch «aufwachen». Schaut man sich diese Fälle genauer an, stellt man allerdings fest, dass zum einen keine ernst zu nehmenden Berichte über spontane Verbesserungen nach einer Krankheitsdauer von über drei Jahren vorliegen. Zum anderen erfüllten die meisten dieser Patienten von vornherein nicht die Kriterien für die Diagnose PVS, sondern litten an der minder schweren Form des sogenannten «minimalen Bewusstseinszustands» (englisch *minimally conscious state*, MCS). MCS-Patienten – zu denen nach neuesten Erkenntnissen auch ein Teil der bisher als PVS diagnostizierten Patienten gehören – weisen Zeichen eines vorhandenen, wenn auch sehr eingeschränkten Bewusstseins auf und haben eine etwas bessere Prognose. Die Differenzierung zwischen diesen beiden Zuständen ist nicht immer einfach, wird in Zukunft aber durch die Fortschritte in der sogenannten «funktionellen Bildgebung» (einer Methode, die es ermöglicht, die Stoffwechselprozesse im Gehirn sichtbar zu machen) erleichtert werden. Die folgenden Überlegungen beziehen sich ausschließlich auf Patienten mit eindeutig unumkehrbarem (irreversiblem) Wachkoma.

### *Indikation zur Ernährung beim Wachkoma*

Inwiefern lassen sich die weiter oben beschriebenen Grundsätze zur künstlichen Ernährung auf die Situation von Wachkoma-Patienten anwenden? Hier stellt sich zunächst die Frage, ob – bei Fehlen von Informationen über den Patientenwillen – die künstliche Ernährung und Flüssigkeitsgabe bei Patienten im Wachkoma grundsätzlich medizinisch geboten («indiziert») ist. Hierzu hat sich Professor Dr. Jörg-Dietrich Hoppe, damals Präsident der Bundesärztekammer, am 25. Juni 2010 wie folgt öffentlich geäußert:

«Die Ärzteschaft hat mit den ‹Grundsätzen der Bundesärztekammer zur ärztlichen Sterbebegleitung› jeder Form aktiver Sterbehilfe eine klare Absage erteilt. Die Grundsätze stellen klar, dass Patienten mit schwersten zerebralen Schädigungen und anhaltender Bewusstlosigkeit – also sogenannte Wachkoma-Patienten – wie alle Patienten ein Recht auf Behandlung, Pflege und Zuwendung haben. Lebenserhaltende Therapie einschließlich künstlicher Ernährung ist daher unter Beachtung ihres geäußerten Willens oder mutmaßlichen Willens grundsätzlich geboten. In Fällen, in denen der Patientenwille nicht eindeutig zu ermitteln ist, hat die Erhaltung des Lebens absoluten Vorrang. Es darf nicht dazu kommen, dass Menschen allein wegen ihres Wachkomas als lebensmüde angesehen werden.»[9]

Diese Stellungnahme spiegelt die Haltung der Bundesärztekammer wider und hat insoweit für Ärzte in Deutschland eine gewisse Bindungswirkung. Es muss allerdings klar sein, dass dieser Haltung keine wissenschaftliche Evidenz, sondern eine Wertentscheidung zugrunde liegt. Diese drückt sich in dem Satz aus: «In Fällen, in denen der Patientenwille nicht eindeutig zu ermitteln ist, hat die Erhaltung des Lebens absoluten Vorrang.» Dieser Satz stellt zwei Positionen als von vornherein unveränderbar gegeben vor, nämlich:

1. Wenn der Patientenwille bei Wachkoma-Patienten nicht zu ermitteln ist, muss lebenserhaltend behandelt (und damit ernährt) werden.
2. Der klinische Zustand eines Wachkoma-Patienten (einschließlich seiner Unveränderlichkeit) wird als «Leben» im Sinne von 1. uneingeschränkt akzeptiert.

Damit wird auch im Grunde gesagt, dass die Schutzwürdigkeit der biologischen Existenz eines Wachkoma-Patienten auf gleicher Stufe steht wie die Schutzwürdigkeit des Lebens jedes anderen Patienten.[10] Diese Haltung wird unterstützt von den bioethischen Wertvorstellungen der großen christlichen Kirchen in Deutschland, insbesondere der katholischen Kirche. Der Vatikan hat sich im nachfolgend beschriebenen italienischen «Fall Englaro» in extremer Weise als Vertreter nicht nur eines Lebensrechtes, sondern geradezu einer Lebenspflicht von Wachkoma-Patienten hervorgetan.

Eluana Englaro, eine junge Frau aus der Kleinstadt Lecco in Norditalien, erlitt 1992 mit 21 Jahren infolge eines Verkehrsunfalls einen schwersten Hirnschaden mit nachfolgendem Wachkoma. Als nach mehreren Jahren feststand, dass seine Tochter keine Chance zur Rückkehr in ein auch nur annähernd kommunikationsfähiges Leben hatte, hat ihr Vater, Beppino Englaro, durch alle Rechtsinstanzen hindurch versucht, den Willen seiner Tochter, der sich aus früheren Äußerungen und aus Zeugenaussagen eindeutig rekonstruieren ließ, durchzusetzen: Ein solches Leben hätte sie nie gewollt. Der Vatikan hat den Wunsch des Vaters, seine Tochter – ihrem Willen entsprechend – durch Beendigung der künstlichen Ernährung und Flüssigkeitszufuhr eines natürlichen Todes sterben zu lassen, mehrfach als «grausamen, unmenschlichen Mord» bezeichnet. Die Regierung Berlusconi versuchte vergeblich, durch ein Eildekret die Umsetzung des höchstrichterlichen Urteils zu verhindern, das dem Vater recht gegeben hatte. Frau Englaro starb am 9. Februar 2009 friedlich unter palliativer Begleitung in Udine. Tags darauf wurde ihr Vater von der katholischen Tageszeitung *L'Avvenire* (herausgegeben von der italienischen Bischofskonferenz) in einem Leitartikel als «Henker» der eigenen Tochter bezeichnet.[11]

Die Diskussion über dieses und ähnliche Themen ist hierzulande massiv durch das grauenhafte «Euthanasie»-Programm der Nationalsozialisten belastet, in welchem über 100 000 psychisch kranke oder geistig behinderte Menschen ermordet wurden. Dass aus dieser geschichtlichen Erfahrung heraus in Deutschland jede Diskussion, welche auch nur entfernt mit dem Begriff des «lebensunwerten Lebens» in Verbindung gebracht werden kann, von vornherein mit dem Hinweis auf die Gräuel des Nationalsozialismus im Keim erstickt wird, ist nachvollziehbar, aber nicht unbedingt hilfreich.

Aus ärztlicher Sicht ist zu sagen, dass gerade die Palliativmedizin versucht, den Menschen in seiner letzten Lebensphase in seiner Ganzheit zu sehen und die Tendenz zur Konzentration auf die Funktion einzelner Organe, die der modernen Medizin innewohnt, zu überwinden. Daher kann es aus palliativmedizinischer Sicht nicht irrelevant sein, wenn ein Mensch einen Zustand erreicht hat, der ihm eine Kontaktaufnahme zu seiner Umwelt und eine Kommunikation mit den Mitmenschen dauerhaft und unumkehrbar unmöglich macht. Bei Patienten mit langjährigem, auch durch Bildgebungsnachweis als eindeutig irreversibel festgestelltem Wachkoma stellt sich daher die Frage, ob die bloße Aufrechterhaltung einer biologischen Existenz tatsächlich ein Therapieziel darstellen kann, das eine absolute und uneingeschränkte Verpflichtung zur zeitlich unbegrenzten künstlichen Ernährung und Flüssigkeitsgabe begründet. Diese Diskussion wird uns in den kommenden Jahren weiter begleiten.

# 7
# Die häufigsten Probleme am Lebensende (und wie man sich davor schützt)

In diesem Kapitel werden exemplarisch einige der häufigsten Fehler und folgenreichsten Probleme am Lebensende beschrieben und Gegenstrategien vorgeschlagen. Diese Übersicht kann natürlich nur Schlaglichter werfen und nicht umfassend sein, aber sie bildet Konstellationen ab, die sich immer wieder in abgewandelter Form bei der Betreuung Schwerstkranker und Sterbender zeigen.

## Kommunikationsprobleme …
### *… zwischen Arzt und Patient*

Viele Ärzte tun sich mit der Kommunikation über das Lebensende schwer, manche sogar sehr schwer (siehe Kapitel 4a). Die meisten Ärzte, die heute praktizieren, wurden dafür nicht speziell ausgebildet. Die Tatsache, dass solche Gespräche für Ärzte oft belastend sind, kann sich unterschiedlich äußern. Fast immer entsteht dadurch der Eindruck eines Zeitmangels beim Arzt. Es ist gut, wenn man sich dies als Patient oder Angehöriger bewusstmacht. Noch besser ist es, sich auf das Gespräch gezielt vorzubereiten und die Voraussetzungen für ein gutes Arzt-Patienten-Gespräch mitzugestalten.

**Tipps für das Gespräch mit dem Arzt**

Wenn Sie als Patient oder Angehöriger in die Situation kommen, ein wichtiges Gespräch mit dem behandelnden Arzt zu führen (Diagnosemitteilung, Entscheidung über die weitere Therapie oder Ähnliches), sollten Sie folgende Punkte beachten:

1 Überlegen Sie sich, ob eine Person Ihres Vertrauens Sie in das Gespräch begleiten soll. Wenn ja, besprechen Sie mit dieser Person, was Sie am meisten beschäftigt und was Sie vom Arzt wissen wollen.

2 Legen Sie mit dem Arzt vorab eine Uhrzeit und die Dauer des Gespräches fest.

3 Notieren Sie sich Ihre wichtigsten Fragen (es gibt keine «dummen» Fragen). Nehmen Sie die Liste zum Gespräch mit.

4 Bestehen Sie darauf, dass das Gespräch nicht im Mehrbettzimmer, sondern in einem getrennten, ruhigen Raum geführt wird.

5 Bitten Sie den Arzt, für die Dauer des Gespräches, wenn möglich, sein Funkgerät abzugeben, damit Sie nicht gestört werden.

6 Beginnen Sie damit, dass Sie dem Arzt erzählen (falls er Sie nicht von sich aus fragt), was Sie schon wissen, denken oder vermuten – dann weiß er, wo Sie stehen.

7 Sprechen Sie über Ihre Ängste, Hoffnungen und Befürchtungen. Sie helfen Ihrem Arzt, Sie kennen und verstehen zu lernen.

8 Fragen Sie sofort nach, sobald Sie etwas nicht verstehen – wenn nötig, mehrfach, bis Sie wirklich alles verstanden haben.

9 Machen Sie sich Notizen, und heben Sie diese gut auf. Man vergisst vieles, auch Wichtiges, schneller, als man denkt.

10 Bitten Sie den Arzt darum, Ihnen alle Alternativen zu der von ihm vorgeschlagenen Behandlungsstrategie zu erläutern. Fragen Sie ihn insbesondere nach der wissenschaftlichen Basis für seinen Therapievorschlag: Gibt es dazu Studien oder Leitlinien?[1] Bei einer fortgeschrittenen lebensbedrohlichen Erkrankung sollten Sie fragen, ob eine rein palliativmedizinische Behandlung nicht auch eine gute Alternative sein könnte, sogar im Hinblick auf das Ziel der Lebensverlängerung (siehe unten).

11 Fragen Sie nach nichtmedizinischen Hilfsmöglichkeiten, insbesondere für die Zeit nach der Entlassung – je nach Situation zum Beispiel Selbsthilfegruppen, Psychotherapeuten, Hospizdienste usw.

12 Machen Sie zum Schluss einen konkreten Termin für das nächste Gespräch aus.

Wenn ein Arzt die vorgenannten Punkte alle von sich aus erfüllt, können Sie ihm mit Fug und Recht einen großen Vertrauensvorschuss entgegenbringen.

### *… innerhalb der Familie*

Die in Kapitel 4a geschilderte Konstellation des «gegenseitigen Schonens» ist nur eine der möglichen Kommunikationsschwierigkeiten innerhalb einer Familie, wenn ein Mitglied schwer erkrankt ist. Weitere Möglichkeiten sind:

- *Die «Konspiration des Schweigens»:* Die Familienmitglieder reden zwar untereinander, sorgen sich durchaus liebevoll um den Kranken, vermeiden aber jede Kommunikation mit ihm über das Sterben, auch wenn er das Thema selbst anspricht.

- *Die Verleugnung:* Die Familie möchte gerne das Thema Tod und Sterben ansprechen, möglicherweise gibt es auch Entscheidungen, die zu treffen sind, aber der Kranke blockt ab. Die Angehörigen insistieren nicht, unter anderem weil sie Angst haben, dass dies von den jeweils anderen Familienmitgliedern als Suche nach persönlichem Vorteil gesehen werden könnte.
- *Der Konflikt:* Differenzen zwischen Familienmitgliedern über die «richtige Strategie», sei es im Umgang mit dem Kranken, mit den Ärzten oder auch in Fragen der Therapie, der Unterbringung und der Betreuung, werden erst verschwiegen, dann offen ausgetragen. Die «Parteien» versuchen, den Kranken auf die eine oder andere Seite des Konflikts zu ziehen, was oft in der völligen Überforderung und einem daraus resultierenden stummen Rückzug des Patienten mündet. Es folgen dann häufig gegenseitige Vorwürfe, die sowohl die Sterbe- als auch die Trauerphase schwer belasten können.

Eine Patentlösung gibt es hier nicht. Die Betreuenden brauchen viel Geduld und viele Gespräche, gemeinsam und auch getrennt mit den einzelnen Betroffenen, um die Hintergründe der Kommunikationsschwierigkeiten zu verstehen. Diese liegen in der Regel in der gemeinsamen Biographie der Beteiligten und sind insofern nicht kurzfristig veränderbar. Aber allein die einfühlsame Thematisierung der Kommunikationsprobleme kann Wunder wirken. Daher sind geschulte Sozialarbeiter, Psychologen und Seelsorger in Palliativ- und Hospizeinrichtungen unverzichtbar.

Für Patienten und Familien kann es in solchen Situationen sehr hilfreich sein, wenn sie sich in ihrem Schmerz nicht isolieren, wenn sie es wagen, sich ihrem sozialen Netz zuzumuten und es ihren Freunden und Verwandten zutrauen, mit Trauer und Schmerz fertig zu werden. Dann kann es manchmal gelingen, einen Schritt zurück zu gehen und die Situation gleichsam «aus der Vogelperspektive» zu betrachten, inklusive des eigenen Anteils am Problem. Außerdem kann es hilfreich sein, die hinter dem Kommunikationsproblem liegenden Grundbedürfnisse der anderen in den Blick zu nehmen (sozusagen für einen Moment lang in die Schuhe des anderen zu steigen). Dazu ist meistens die Hilfe Dritter wie Freunde oder Therapeuten notwendig. Und selbst dann ist alles viel leichter gesagt als getan, zumal in einer maximalen Stresssituation, in der es oft um das schiere psychologische Überleben geht. Aber schon der Versuch allein lohnt sich.

### *... zwischen den verschiedenen Berufsgruppen im Betreuungsteam*

Nicht selten kommt es einem so vor, als ob die unterschiedlichen Berufsgruppen, die an der Betreuung eines Schwerstkranken beteiligt sind, vor allem im ambulanten Bereich, nicht in der Lage seien, ihre Tätigkeiten miteinander abzusprechen. Das Ergebnis ist bisweilen chaotisch: Anordnungen werden nicht richtig weitergegeben oder befolgt; der Kranke ist ungeplant lange Zeit allein, dann drängen sich wieder drei verschiedene wohlmeinende Menschen um das Bett. Die Angehörigen können überhaupt nichts mehr richtig planen und sind permanent dabei, «Löcher zu stopfen» und zu versuchen, so gut es geht, alle Beteiligten zu koordinieren. Das ist zwar nicht ihre Aufgabe, aber sie werden dadurch nicht selten so sehr in Anspruch genommen, dass sie ihre Rolle als Angehörige nicht mehr ausfüllen können, worunter sie selbst, der Kranke und das gesamte Betreuungssystem leiden (siehe Kapitel 4c).

Die Lösung: Die Koordination der Betreuung eines Schwerstkranken im häuslichen Bereich gehört in eine Hand, und zwar in die eines Profis. Die Leistungsbeschreibung der Spezialisierten Ambulanten Palliativversorgung (SAPV, siehe Kapitel 3) enthält daher auch die Koordination der Versorgung als eigenständige Leistung. Diese hat sich in der Praxis als außerordentlich hilfreich erwiesen und sollte von der Familie und dem Hausarzt aktiv eingefordert werden.

## Therapiefehler[2]

*«Verdursten» und «Ersticken» in der Sterbephase*

Unter den Begründungen, die die Befürworter der Legalisierung der Tötung auf Verlangen in Meinungsumfragen anführen, findet sich mit am häufigsten die Angst vor qualvollen Symptomen in der Sterbephase. Stark verbreitet ist die Angst vor dem Verdursten (Sterben mit qualvollem Durstgefühl) und dem Ersticken (Sterben mit qualvoller Atemnot). Diese Ängste sind auch bei Ärzten und Pflegepersonal vorhanden und führen dazu, dass bei Sterbenden in Deutschland reflexartig zwei Maßnahmen durchgeführt werden, um diesen Symptomen vorzubeugen: Um ein Verdursten zu verhindern, bekommen Sterbende regelmäßig Flüssigkeit über intravenöse Zugänge zugeführt. Um einem Ersticken vorzubeugen, verabreicht man Sterbenden Sauerstoff über eine Nasenbrille. Das klingt erst einmal sehr menschenfreundlich und vernünftig, nur leider haben diese Maßnahmen zwei große Nachteile:

*Erstens:* Sie bringen nichts. Flüssigkeitsgabe in der Sterbephase hilft nicht, das Durstgefühl zu verringern. Wie in Kapitel 6 geschildert, hängt das Durstgefühl in der Sterbephase nämlich nicht mit der Menge der zugeführten Flüssigkeit, sondern mit dem Grad der Trockenheit der Mundschleimhäute zusammen. Ebenso wenig bringt die Gabe von Sauerstoff bei Sterbenden, denn die Verflachung der Atmung ist ein physiologisches Zeichen der Sterbephase und kein Zeichen der Atemnot. Damit dient die Sauerstoffgabe keinem vernünftigen Zweck, da es gar kein Symptom gibt, das es zu lindern gälte.[3]

*Zweitens:* Sie schaden den Patienten. Es wäre nicht so schlimm, wenn diese zwei Maßnahmen für die geplanten Zwecke lediglich ungeeignet wären. Das ist auch bei vielen anderen medizinischen Therapien der Fall, die zudem oft wesentlich teurer sind. Leider hat aber jede noch so einfache medizinische Maßnahme auch Nebenwirkungen: Die Gabe von Sauerstoff über eine Nasenbrille trocknet die Mundschleimhäute aus, so dass dadurch tatsächlich ein qualvolles Durstgefühl entstehen kann, und zwar unabhängig von der Menge der zugeführten Flüssigkeit. Diese wiederum muss über die Niere ausgeschieden werden. Die Niere ist aber das Organ, das im Verlauf der Sterbephase mit als Erstes seine Funktion einschränkt bzw. einstellt. Dadurch kann die zugeführte Flüssigkeit den Körper nicht mehr verlassen und wird in die Gewebe eingelagert, insbesondere auch in die Lunge. Dies führt zum Lungenödem und dadurch zu Atemnot. *Mithin bringen die wohlgemeinten Maßnahmen zur Vermeidung von Verdursten und Ersticken in der Sterbephase genau jene qualvollen Symptome erst richtig hervor, die sie eigentlich verhindern sollten.*

Ärzte tun sich nachweislich psychologisch schwer, einmal begonnene Therapien zu beenden. Sie tun sich auch sehr schwer, einem schwerstkranken Patienten «nichts anzubieten». Das sind die Hauptgründe für eine Vielzahl unnötiger und oft nebenwirkungsreicher Therapien am Lebensende. Hinzu kommt die Tendenz der Pharmaindustrie (vor allem, aber nicht nur im Bereich Onkologie), manche Medikamente auf der Basis von zumindest fragwürdigen Studien anzupreisen.[4]

Der 32-jährige Patient war an einer seltenen, aggressiven Krebsart erkrankt. Die Krankheit war weit fortgeschritten, die Lebenserwartung sehr gering. Da wurde ihm die Behandlung mit einem gerade neu zugelassenen Medikament, einem sogenannten «monoklonalen Antikörper» angeboten. Der Patient willigte ein. Als wir beratend hinzugezogen wurden, litt er stark an den tumorbedingten Schmerzen, aber auch unter den Nebenwirkungen der Behandlung (Durchfall, Übelkeit, Erbrechen und stark juckender Hautausschlag). Aus palliativmedizinischer Sicht hätte er unter anderem dringend einer Cortisontherapie bedurft, um seine Beschwerden zu lindern. Die behandelnden Ärzte lehnten unseren Rat aber ab, da sie befürchteten, dass das Cortison die Wirkung des neuen Medikaments beeinträchtigen könnte. Der junge Patient starb qualvoll drei Tage später.

In den letzten Jahren hat die Pharmaindustrie eine ganze Reihe sehr teurer Krebsmedikamente mit zum Teil nur sehr geringer Wirkung auf den Markt gebracht. Der im Fallbeispiel erwähnte Antikörper wurde 2011 in Deutschland zugelassen. Die durchschnittliche Verlängerung der Lebenszeit beträgt etwa drei Monate – ähnlich wie die Wirkung der Palliativmedizin, siehe nachfolgenden Abschnitt –, allerdings um den Preis von schweren und sehr häufigen Nebenwirkungen, welche die Lebensqualität der Patienten in der letzten Lebensphase dramatisch verschlechtern können.

(Eine kleine Randbemerkung: Die Behandlungskosten pro Patient mit dem oben beschriebenen Antikörper betragen 100 000 Euro. Würden alle 2000 Patienten, die an dieser Krebsart pro Jahr in Deutschland sterben, mit diesem Antikörper behandelt (worauf sie einen Anspruch haben), würde dies die Krankenkassen 200 Millionen Euro jährlich kosten – und das für *weniger als ein Prozent der Krebstoten pro Jahr*. Dagegen haben die Kassen für die ambulante Palliativversorgung im gesamten Bundesgebiet, von der Zigtausende von Patienten profitieren, im Jahr 2010 gerade einmal 56 Millionen Euro einschließlich Arznei-, Heil- und Hilfsmitteln ausgegeben.)

Es ist verständlich, dass die meisten Patienten mit lebensbedrohlichen Erkrankungen die Neigung haben, nach jedem Strohhalm zu greifen, der ihnen angeboten wird. Es ist aber unethisch, ihnen Strohhalme anzubieten, die gar keine sind. Die Asymmetrie des Arzt-Patienten-Verhältnisses tritt hier besonders deutlich zutage. Im Wissen um die Verzweiflung und Verletzbarkeit schwerstkranker Patienten ist es Aufgabe des Arztes, sinnlose oder potentiell schädliche Alternativen gar nicht erst vorzuschlagen bzw. auf Nachfrage klar als solche zu benennen. Leider bieten immer noch einige Ärzte ihren Patienten Medikamente (z. B. Chemotherapien) an, von denen sie hinter vorgehaltener Hand dann sagen, dass sie diese Therapien weder für sich selbst noch für die eigenen Angehörigen in der gleichen Situation in Betracht ziehen würden. Dies geschieht durchaus in guter Absicht, um dem starken Therapiewunsch der meisten Patienten zu entsprechen – aber unbewusst auch, um eigene Gefühle des Versagens und der Hilflosigkeit zu vermeiden, die sich bei der Mitteilung des Fehlens weiterer lebensverlängernder Therapiemöglichkeiten einstellen könnten.

Es ist schwer, der Falle der Übertherapie zu entgehen. Patienten klammern sich an die suggerierte Resthoffnung, und Angehörige möchten auf keinen Fall hinterher mit dem Eindruck leben, dem Kranken eine möglicherweise wirksame Therapie «vorenthalten» zu haben. Zwei Strategien bieten sich hier an: eine kurzfristige für den Einzelfall, eine mittel- bis langfristige auf gesellschaftlicher Ebene.

Die kurzfristige Strategie: Fragen Sie immer nach, welche Studien die Entscheidung des Arztes für eine bestimmte Therapie begründen (siehe oben). Fragen Sie auch nach, welche Alternativen es aus seiner Sicht gibt, und fragen Sie ihn, ob er dieselbe Therapie in der gleichen Situation auch für sich selbst oder seine engsten Angehörigen empfehlen würde. Fragen Sie ihn, ob er die Arbeit von Temel und Mitarbeitern kennt (siehe nachfolgenden Abschnitt), welche die Überlegenheit der Palliativmedizin bei fortgeschrittenem Krebsleiden nicht nur hinsichtlich der Lebensqualität, sondern auch bezüglich der Lebensdauer nachgewiesen hat. Bitten Sie, wo die Möglichkeit besteht, um eine palliativmedizinische Beratung.

Die mittel- bis langfristige Strategie auf gesellschaftlicher Ebene: eine bessere Aus-, Fort- und Weiterbildung der Ärzte im Fach Palliativmedizin (siehe Kapitel 3), eine Stärkung der allgemeinen und speziellen Palliativversorgung sowie eine gezielte Förderung der palliativmedizinischen Forschung und der Forschung über prognostische Faktoren bei schweren Krankheiten.

*Palliativmedizinische Unterversorgung*

Der häufigste Fehler bezüglich der palliativmedizinischen Versorgung ist immer noch, dass viel zu spät daran gedacht wird. Ärzte begegnen in Krankenhäusern der Bitte von Angehörigen nach Einschaltung des Palliativdienstes nicht selten mit der Antwort: «Er ist doch noch nicht sterbend!» oder: «Wir haben noch nicht alle Therapiemöglichkeiten ausgeschöpft.» Die Kehrseite der Medaille ist, dass die palliativmedizinischen Dienste oft mit der Aura der «Todesengel» ummantelt sind, während sie eigentlich frühzeitig eingebunden werden sollten, wie eine bahnbrechende Studie aus den USA gezeigt hat.

Im August 2010 wurde in der angesehensten medizinischen Fachzeitschrift der Welt, dem *New England Journal of Medicine,* eine Studie von Jennifer Temel und Mitarbeitern aus der Harvard Medical School in Boston publiziert,[5] bei der zwei Gruppen von Patienten mit fortgeschrittenem metastasiertem Lungenkrebs verglichen wurden. Die erste Gruppe bekam die übliche Therapie. Bei der zweiten Gruppe wurde frühzeitig die Palliativmedizin in die Betreuung integriert. Die Zuordnung der Patienten zu den beiden Gruppen erfolgte zufallsgesteuert. Der Gruppenvergleich ergab folgendes Ergebnis: Die Patienten in der Gruppe mit frühzeitiger Palliativbetreuung hatten eine bessere Lebensqualität, eine geringere Rate an depressiven Symptomen und bekamen weniger häufig aggressive Therapien (wie z. B. Chemotherapie) am Lebensende, was gleichzeitig eine Kostenreduktion bedeutet. Diese Ergebnisse sind für sich genommen nicht sehr überraschend, denn die Verbesserung der Lebensqualität durch eine gute Palliativbetreuung ist inzwischen in Hunderten von Studien nachgewiesen worden. Was aber einen Perspektivwechsel in der modernen Medizin einleiten könnte, ist die Tatsache, dass die Patienten in der Palliativgruppe außerdem eine *signifikant längere Überlebenszeit* im Vergleich zur Kontrollgruppe aufwiesen. Der Unterschied betrug fast drei Monate. Ein solches Ergebnis würde bei Medikamentenstudien zur Therapie von fortgeschrittenem Lungenkrebs in der Pharmabranche als wegweisender Therapieerfolg gelten und das entsprechende Medikament weltweit mit großem Aufwand beworben werden.

Die Lösung ist auch hier wieder im Dialog zu suchen: Bald werden (hoffentlich) alle größeren Krankenhäuser in Deutschland zumindest über einen palliativmedizinischen Konsiliardienst verfügen. Ein Konsiliardienst ist ein fachspezifisches Angebot zur Beratung über die optimale Therapie und Mitbetreuung von Patienten, das von Ärzten anderer Fachrichtungen angefordert werden kann. Sie sollten als Patient oder Angehöriger (aber natürlich auch als Arzt oder Pflegekraft, Seelsorger oder Sozialarbeiter) im Verlauf einer lebensbedrohlichen Krankheit *frühzeitig* auf eine Einschaltung palliativmedizinischer Dienste drängen. Spätestens wenn die Krankheit eine Entwicklung nimmt, bei der der Tod absehbar ist, auch wenn er noch Jahre entfernt sein kann (z. B. bei Krebserkrankungen beim Auftreten von mehreren Tochtergeschwülsten trotz Therapie), sollte der Erstkontakt zur Palliativmedizin erfolgen. Bei der Palliativmedizin geht es vor allem um das Leben mit einer Erkrankung und nicht nur um das Sterben. Die oben erwähnte Studie verdeutlicht dies auf eindrucksvolle Weise.

Wenn bei schwerer Krankheit und starken Beschwerden eine Betreuung zu Hause gewünscht wird, sollte man beim behandelnden Klinik- oder Hausarzt unbedingt die Verordnung einer Spezialisierten Ambulanten Palliativversorgung

(SAPV, siehe Kapitel 3) anregen. Wenn seitens der Krankenkassen die Gewährung dieser Leistung abgelehnt wird, obwohl die Voraussetzungen für eine SAPV vorliegen, sollte man widersprechen und notfalls Rechtsmittel einlegen.

### *Unnötige Sedierung*

Eine Standardsituation am Lebensende im Krankenhaus: Ein Patient wird von den Ärzten als «Sterbender» identifiziert. Er kann zu diesem Zeitpunkt meistens nicht mehr kommunizieren, ist aber häufig noch wach und manchmal etwas unruhig. Aber unabhängig davon, ob Unruhe oder andere Zeichen des Leidens vorhanden sind (deren Ursache man dann versuchen sollte herauszufinden), bekommen Sterbende in Krankenhäusern neuerdings fast automatisch einen sogenannten «Morphin-Perfusor». Das ist eine kleine Maschine, die eine Morphinlösung über einen intravenösen Zugang mit konstanter Geschwindigkeit ins Blut pumpt. Die dabei angewendete Standarddosierung beträgt 1 mg pro Stunde, wohl weil man sie sich leicht merken kann. Das ist für Patienten, die bislang noch kein Morphin oder ähnliche Medikamente bekommen haben, eine sehr hohe Dosis – wesentlich höher als die Anfangsdosis Morphin, die man oral bei sehr starken Schmerzen verabreicht. Bei einer solchen Dosis sind die Patienten regelmäßig sediert, das heißt, sie schlafen sehr tief und sind nicht oder kaum erweckbar. Ob das auch ihr Wunsch ist, ob sie noch etwas erledigen wollen, ob behandelbare Ursachen für die gegebenenfalls vorhandene Unruhe vorliegen – all das wird nicht gefragt.

Ein Sterbender hat ruhig zu sein. Das beruhigt die Angehörigen, die Ärzte, die Pflegenden und das ganze Umfeld. Dass dabei erwiesenermaßen die Zeit, die von den Ärzten und Pflegenden im Krankenzimmer verbracht wird, dramatisch abnimmt, muss man wohl als unvermeidliche Konsequenz betrachten. Dem Patienten geht es ja so weit «gut», und sprechen kann man mit ihm ohnehin nicht.

Es gibt tatsächlich Situationen am Lebensende, in denen eine palliative Sedierung notwendig ist (siehe Kapitel 4b), sie sind aber selten, und man verwendet dann andere Medikamente als Morphin. Daher ist dringend zu empfehlen, genau zu hinterfragen, weshalb bestimmte Medikamente am Lebensende verabreicht werden und welches Symptom dabei behandelt werden soll. Unnötige Sedierungen schränken den Lebensraum des Patienten in einer Zeit maximal ein, in der er besonders hilflos und schutzbedürftig ist, und sind daher zu vermeiden.

### *Morphin für Schmerzen: zu wenig oder zu viel?*

Vor allem im ambulanten Bereich tritt immer wieder der umgekehrte Fehler bei der Behandlung starker Schmerzen auf: Hier machen die Ärzte um Morphin einen großen Bogen, obwohl es zu diesem Medikament die besten Daten gibt, auch und gerade in puncto Sicherheit. Wenn überhaupt, wird Morphin nur in homöopathischen Dosierungen verabreicht, denn: «Es könnte ja süchtig machen» oder gar: «Es könnte zu einer tödlichen Atemlähmung kommen.» Beides ist von der Palliativforschung längst widerlegt.

Die Kehrseite dieser Morphinphobie ist allerdings, dass die niedergelassenen Ärzte sehr gerne die von der Pharmaindustrie stark beworbenen Opioidpflaster verschreiben. Diese Pflaster enthalten Substanzen mit anders klingenden Namen, wie zum Beispiel Fentanyl, und haben als Pflaster die Aura des «Harmlosen». Das Ganze hat aber zwei Haken:

Erstens ist Fentanyl etwa 100-mal stärker wirksam als Morphin, und oft werden Anfangsdosierungen verschrieben, die 60 mg Morphin pro Tag und mehr entsprechen – mit der Folge, dass die Patienten stark sediert werden und fast nur noch schlafen (und gelegentlich andere unangenehme Symptome der Opioid-Überdosierung wie unwillkürliche Muskelzuckungen, sogenannte Myoklonien, zeigen).

Zweitens ist die Verabreichung von Medikamenten über die Haut mittels Pflaster zwar bequem, aber störanfällig (z. B. durch Fieber oder Schwitzen) und sehr unflexibel: Die über Pflaster verabreichten Opioide brauchen 12 bis 16 Stunden, bis die schmerzlindernde Wirkung voll erreicht ist, und auch wieder entsprechend lange, bis sie abklingt. Für rasch wechselnde Schmerzen, wie sie bei Schwerstkranken oft vorkommen, sind sie damit nicht geeignet.

Aus interessierten Kreisen wird immer wieder dahingehend argumentiert, dass in Deutschland der Morphinkonsum pro Kopf im Vergleich zum europäischen Ausland zu niedrig ausfalle, was als Indiz für eine schlechte Schmerztherapie zu werten sei, welche deshalb finanziell gefördert werden müsse. Geflissentlich verschwiegen wird dabei, dass dafür der Umsatz mit den erheblich teureren und größtenteils entbehrlichen synthetischen Opioiden aller Art in Deutschland zu den höchsten weltweit zählt. Würde man das dabei verschwendete Geld in eine gute ganzheitliche Palliativbetreuung investieren, wäre für die Patienten und ihre Familien viel gewonnen.

### *Falsche Behandlung der Atemnot*

Wie schon in Kapitel 4b ausgeführt, wird Atemnot von Patienten und Angehörigen als schlimmer eingestuft als selbst stärkste

Schmerzen. Die durch Atemnot ausgelösten Angstzustände verstärken das subjektive Gefühl der Atemnot, was wiederum noch mehr Angst auslöst, und so weiter. Um den Teufelskreis «Atemnot – Angst – Atemnot» zu durchbrechen, ist es oft notwendig, zwei Medikamente gleichzeitig zu geben: eines gegen Atemnot und eines gegen Angst. So weit, so logisch.

Die wirksamsten Medikamente für diese Indikationen sind Morphin gegen die Atemnot und Benzodiazepine gegen die Angst. Und hier fängt das Problem an: In so gut wie allen medizinischen Lehrbüchern steht bis heute, dass diese Medikamente bei Patienten mit Atemproblemen nicht angewendet werden dürfen, da sie eventuell eine zum Tode führende Verringerung des Atemantriebs («Atemdepression») auslösen könnten.

Diese Fehlvorstellung ist zwar wissenschaftlich längst widerlegt: Die ersten Daten zur Wirksamkeit und Sicherheit von Morphin bei Atemnot stammen aus dem Jahr 1993.[6] 2002 publizierten Jennings und Mitarbeiter eine erste sogenannte Metaanalyse, in der zwölf verschiedene Studien zusammengefasst wurden. Die Wirksamkeit und Sicherheit von Morphin bei Atemnot war damit eindrucksvoll belegt,[7] viele weitere Studien haben dies seitdem bestätigt. Trotzdem haben viele Ärzte immer noch Angst davor, Morphin bei Atemnot einzusetzen – und das, obwohl die gegen Atemnot wirksamen Dosierungen meist sogar unterhalb derjenigen in der Schmerztherapie liegen.

Bestehen Sie also in jedem Fall darauf, dass Atemnot wirksam mit den richtigen Medikamenten behandelt wird. Patienten mit wiederkehrender Atemnot müssen diese Medikamente für den Notfall fertig zubereitet zu Hause vorrätig haben. Die Angehörigen müssen gegebenenfalls angeleitet werden, wie man diese Medikamente unter die Haut (subkutan) verabreicht, damit beim Auftreten von Atemnot keine unnötige Zeit bis zur Symptomlinderung verloren geht. Akute Atemnot ist, noch mehr als Schmerzen, ein medizinischer Notfall, der sofortiges Handeln erfordert. Wenn das unterbleibt, können die Folgen fatal sein:

Der noch junge Patient litt an einem fortgeschrittenen Lungenkrebs. Er hatte sich auf eigenen Wunsch von der Station entlassen und war seit drei Tagen zu Hause, als er vom Notarzt wieder in die Nothilfe gebracht wurde, mitten in der Nacht. Sein Zustand hatte sich verschlimmert; er litt an quälender Atemnot. Der junge Assistent in der Nothilfe wusste sich nicht anders zu helfen, als den Patienten auf Station aufzunehmen, ohne ihm aber wirksame Medikamente zu geben. Der Oberarzt solle sich das erst mal ansehen. Dieser hatte aber zunächst keine Zeit. Der Patient rief nach der Nachtschwester, ein-, zwei-, dreimal, die zunehmende Atemnot trieb ihn in eine regelrechte Panikattacke. Nach dem dritten Klingeln dauerte es fünf Minuten, bis die Schwester kommen konnte. Als sie das Zimmer betrat, hatte sich der Patient aus dem Fenster gestürzt. Er war sofort tot.

## Psychosoziale/spirituelle Probleme

*Keine Hilfe annehmen können*

Das ist eine der größten Schwierigkeiten in der psychosozialen Versorgung von Palliativpatienten und ihren Familien und eine ständige Quelle der Frustration für alle psychosozialen Mitarbeiter in ambulanten wie stationären Palliativteams: Man hat viel Arbeit investiert und gute Ideen und Angebote entwickelt, wie die psychische und soziale Situation des Patienten und seiner Familie verbessert und stabilisiert werden könnte (Einschaltung von Pflegediensten, von Nachbarschaftshilfe, von Sozialdiensten bzw. Hospizvereinen, Organisation von Hilfsmitteln, Vermittlung psychologischer Hilfsangebote usw.), und die Betroffenen weigern sich einfach, die angebotene Hilfe anzunehmen. Sie wollen «alles allein machen», gutes Zureden ist zwecklos.

Was sind die Ursachen für ein solches Verhalten, das – von außen betrachtet – selbstschädigende Züge aufzuweisen scheint? Wie so oft am Lebensende: vor allem Ängste. Einige Beispiele:

*Für Patienten:* die Angst vor dem Verlust der eigenen Unabhängigkeit, vor dem Verlust der Privatsphäre (wenn Fremde in die Wohnung kommen), vor dem Verlust des Partners als bevorzugte Pflegeperson, vor dem Schamgefühl, wenn man auf fremde Hilfe angewiesen ist, vor dem Kontrollverlust, vor dem sozialen Stigma des «Pflegefalls» usw.

*Für Angehörige:* die Angst vor dem Verlust der eigenen Rolle als pflegender Angehöriger (die nicht selten Schuldgefühle gegenüber dem Partner kompensieren hilft), vor dem «Versagen» in dieser Rolle und vor dem sozialen Druck von außen («Das hättest du doch auch allein hinbekommen [müssen]!»), vor dem Verlust der Intimität, gelegentlich auch vor dem Verlust des Pflegegeldes, auf das die Familie finanziell angewiesen ist, usw.

Diese Ängste sind durchaus nachvollziehbar. Auch hier ist seitens der Helfer nicht eine Konfrontation gefragt («Entweder Sie nehmen unsere [wunderbaren] Angebote [dankbar] an, oder wir ziehen uns [schmollend] zurück»),[8] sondern Verständnis und Dialog. Ziel ist vor allem, die echten Gründe für die Weigerung, Hilfe anzunehmen, zu verstehen und gegebenenfalls auch zu respektieren.

Für Angehörige und Patienten kann in solchen Situationen ein Gedanke des Philosophen Gernot Böhme hilfreich sein: Er spricht im Zusammenhang mit der Selbstbestimmungsdebatte vom Begriff der «Souveränität» als weitergehende Form der Selbstbestimmung.[9] Selbstbestimmung bedeutet, dass ich das Recht habe, jede mir angebotene Hilfe (medizinisch, psychosozial, spirituell) abzulehnen. Souveränität bedeutet darüber hinaus, dass ich mir im Bewusstsein dieser Ablehnungsmöglichkeit und unter Überwindung der eigenen inneren Widerstände helfen lassen kann und mich dabei sogar wohlfühlen darf.

### *Die eigenen Bedürfnisse verdrängen*

Allzu leicht kann es passieren, dass man vor lauter Hilfsbereitschaft die eigenen Bedürfnisse vernachlässigt – das gilt für Patienten und Angehörige genauso wie für die professionell oder ehrenamtlich Betreuenden. Es betrifft natürlich alle Arten von Bedürfnissen – die spirituellen sogar ganz besonders, weil man sie nicht so unmittelbar wahrnimmt wie die physischen (z. B. Hunger) oder psychosozialen Bedürfnisse (z. B. Einsamkeit).

Es ist schon schwer genug, die Bedürfnisse der anderen wahrzunehmen, aber die eigenen? Darf man sie denn in einer solchen Situation überhaupt haben? Unbedingt, denn die Konsequenzen des Verdrängens der eigenen Bedürfnisse sind nicht zu unterschätzen: Burn-out, Depression und im schlimmsten Fall der Verlust des Lebenssinns können die Folge sein.

Aber muss man nicht als Helfer die eigenen Bedürfnisse unterordnen, als pflegender Angehöriger sie sogar «eine Zeit lang» auf Eis legen, um der eigenen Aufgabe gerecht zu werden? Nein, das sollte man auf keinen Fall tun, wenn man dieser Aufgabe wirklich gerecht werden will. Die Forschung im Bereich der Gesundheitsförderung und der positiven Psychologie hat wiederholt gezeigt, dass die Vernachlässigung der eigenen Bedürfnisse der beste Weg in die Unfähigkeit zu helfen ist. *Wir sollten also gut für uns sorgen, schlicht weil wir uns sonst bald nicht mehr um andere kümmern können* (im professionellen wie im privaten Bereich).

Auch Schwerstkranke haben nicht selten die Tendenz, ihre Bedürfnisse zurückzusetzen, meistens aus Angst, als Belastung empfunden zu werden. Dies wird nicht immer sofort augenfällig, und solche Patient(inn)en sind oft bei den Betreuungsteams sehr beliebt. Sie halten eine freundliche Fassade aufrecht, sind genügsam und dankbar, und keiner sieht die Verzweiflung, die dahintersteckt. Den Betroffenen kann nur geraten werden, mit ihren Bedürfnissen nicht hinterm Berg zu halten, auch um diejenigen nicht zu frustrieren, die ihnen wirklich helfen möchten (siehe vorigen Abschnitt). Alle anderen Beteiligten sollten immer wieder genau hinhören und hinschauen, um die versteckten Hinweise auf unterdrücktes Leiden wahrzunehmen, die sich vor allem in der Körpersprache mitteilen. Sich abends an das Bett des Kranken zu setzen und einfach eine ganze Zeit lang nichts zu sagen, kann erstaunliche Wirkungen zeigen.

# 8 Vorsorge für das Lebensende: Vorsorgevollmacht und Patientenverfügung

«Einsicht wächst mit dem Alter», das ist eine geläufige, in ihrer Allgemeinheit gleichwohl gewagte These. Im Falle der Patientenverfügung scheint sie allerdings durchaus ihre Berechtigung zu haben. Nach einer Umfrage des Deutschen Hospiz- und Palliativverbands aus dem Jahr 2012 gaben nur 5 Prozent der 18–29-Jährigen, aber 42 Prozent der über 60-Jährigen an, eine eigene Patientenverfügung verfasst zu haben (Abb. 8.1).

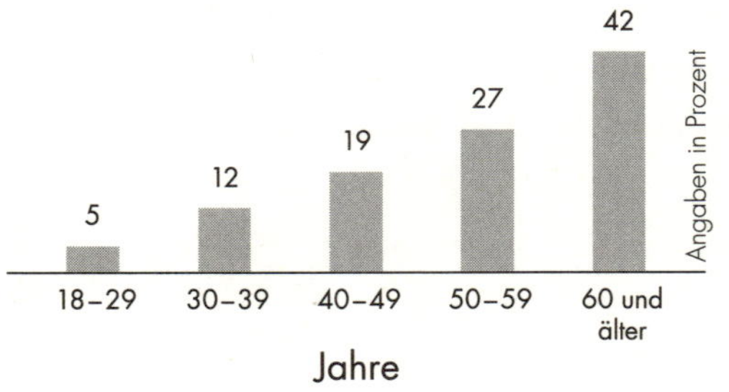


*Abbildung 8.1: Anteil der Menschen mit eigener Patientenverfügung in unterschiedlichen Altersgruppen (Quelle: Repräsentative Umfrage der Forschungsgruppe Wahlen im Auftrag des Deutschen Hospiz- und Palliativverbands, 2012).*

Die Tendenz ist hier eindeutig steigend. Das bedeutet, dass in der Altersstufe, in der sich mit Abstand die meisten Todesfälle ereignen, bald jeder zweite Bundesbürger eine Patientenverfügung besitzen wird – mit erheblichen Konsequenzen für die medizinische Praxis am Lebensende.

## Der Wunsch nach Kontrolle

Die meisten Menschen möchten zu Hause sterben. Insbesondere die Vorstellung des Sterbens im Krankenhaus unter Einsatz der sogenannten «Apparatemedizin» ist der Mehrheit der Bevölkerung ein Gräuel. Wie schon erwähnt, sind nach meiner Erfahrung die einzigen Menschen, die bei der Frage nach ihrem gewünschten Sterbeort die Intensivstation angeben, bezeichnenderweise die Intensivmediziner selbst. Allerdings mit einer wichtigen Einschränkung: Sie sagen nämlich ausnahmslos: «Ich möchte auf *meiner* Intensivstation sterben», nicht auf irgendeiner anderen. Das hat dann vielleicht doch mehr mit dem Wunsch nach Kontrolle zu tun als mit der Behaglichkeit des Sterbeortes.

Der Wunsch nach Kontrolle über das eigene Lebensende, die Angst vor dem «Ausgeliefert-Sein» an eine als menschenfeindlich empfundene, einzig der (biologischen) Lebensverlängerung verschriebene Medizin ist eine der wichtigsten Triebfedern der gesamten Diskussion über die Entscheidungen am Lebensende. Zunehmend verlangen die Menschen nach Möglichkeiten, selbst zu bestimmen, welche medizinischen Maßnahmen am Ende ihres Lebens angewendet werden dürfen und welche nicht. Das Argument gegen den Einsatz von Patientenverfügungen lautet oft, dass sich gesunde Menschen gar nicht vorstellen können, wie es ihnen in solchen Situationen gehen wird, und dass Menschen in Krankheitssituationen ihre Entscheidung oft anders fällen, als sie zuvor vorausgesagt haben. Beides ist zwar richtig, trifft aber nicht den Kern des Problems: Patientenverfügungen werden ja für den Fall geschrieben, dass der Betroffene sich in der konkreten Situation nicht mehr selbst äußern kann. In einer solchen Situation gibt es nur die Wahl zwischen einer Anerkennung des vorausverfügten Willens (im Bewusstsein der damit verbundenen Einschränkungen) oder einer Fremdbestimmung durch Dritte. Letztere erscheint den allermeisten als das eindeutig größere Übel: In einer Untersuchung an über 400 Personen, die eine Patientenverfügung für sich verfasst hatten, stellten Ralf Jox und Mitarbeiter 2009 fest, dass zwei Drittel der Gesunden und sogar über drei Viertel der lebensbedrohlich Erkrankten eine strikte Befolgung ihrer Patientenverfügung durch die Ärzte verlangten. Im Falle der Nichtanwendbarkeit der Patientenverfügung wünschten fast 90% die Entscheidung durch einen von ihnen bestimmten Bevollmächtigten; weniger als 10 % mochten die Entscheidung einem Arzt oder gar einem Richter überlassen.[1]

Die Angst vor Kontrollverlust am Lebensende ist auch einer der wichtigsten Gründe für die Befürwortung der Legalisierung der Tötung auf Verlangen bzw. des assistierten Suizids. Mit diesen Mitteln wird zwar eine absolute Kontrolle über den Todeszeitpunkt erreicht, aber unter Umständen um den Preis einer ungeahnt hohen Fremdbestimmung (siehe Kapitel 9). Eine weniger drastische und für die Bedürfnisse der meisten Menschen angemessenere Art, mit der Angst vor Kontrollverlust umzugehen, ist die Erstellung eines Vorsorgeplans.

## Vorsorgeplanung

Ein Vorsorgeplan für das Lebensende umfasst mehrere Elemente, deren rechtliche Gültigkeit und praktische Wirksamkeit in den letzten Jahren zunehmend klarer wurde. Die wichtigsten Vorsorgeinstrumente sind die *Vorsorgevollmacht* und die *Patientenverfügung*. Die zusätzliche Erstellung einer Niederschrift über die eigenen *Wertvorstellungen* hat sich in der Praxis sehr bewährt, während die *Betreuungsverfügung* inzwischen eine geringere Bedeutung besitzt. Diese Vorsorgeinstrumente werden nachfolgend detailliert vorgestellt.

## Instrumente der Vorsorge

### *Vorsorgevollmacht*

Nach deutschem Recht benötigt jeder Mensch, der seine Angelegenheiten ganz oder teilweise nicht mehr selbst erledigen kann, einen rechtlichen Vertreter (§ 1896 Abs. 1 BGB). Entgegen einer verbreiteten Fehlmeinung sind Angehörige, auch Ehegatten, in Deutschland *nicht* automatisch vertretungsberechtigt. In einer solchen Situation, wie sie zum Beispiel langsam durch eine Demenz oder plötzlich durch einen Schlaganfall oder eine andere schwere Erkrankung mit Beeinträchtigung der Gehirnfunktion entstehen kann, muss durch das Betreuungsgericht (früher: Vormundschaftsgericht) ein Betreuer bestellt werden – es sei denn, der Betroffene hat zuvor eine gültige Vorsorgevollmacht erteilt (§ 1896 Abs. 2 BGB).

Mit einer Vorsorgevollmacht kann also *im Voraus bestimmt werden, wer für uns entscheiden soll, wenn wir selbst nicht mehr dazu in der Lage sind.* Das ist ein unschätzbarer Vorteil, denn das Betreuungsgericht ist in der Wahl des Betreuers grundsätzlich frei, und es können auch Menschen zu Betreuern bestellt werden, die den Betroffenen früher nie gekannt haben (sogenannte Berufsbetreuer). Das Verfahren ist zudem oft langwierig und verursacht nicht unerhebliche Kosten.

Es liegt auf der Hand, dass eine Vorsorgevollmacht nur dann sinnvoll ist, wenn der Bevollmächtigte das volle Vertrauen des Betreffenden genießt. Auch sollte der Bevollmächtigte die Persönlichkeit des- oder derjenigen, den bzw. die er vertreten soll, gut kennen, da er genau wie ein Betreuer grundsätzlich immer gehalten ist, nach dem mutmaßlichen Willen und zum Wohl des Betreuten zu handeln. Der Bevollmächtigte kann seine Aufgabe jederzeit ablehnen und damit die Bestellung eines Betreuers notwendig machen. Daher ist es gerade im Hinblick auf schwierige medizinische Entscheidungen unbedingt zu empfehlen, dass der Betreffende mit seinem Bevollmächtigten über die eigenen Einstellungen spricht und sich versichert, dass der andere diese Aufgabe auch tatsächlich übernehmen kann und will.

Die Erstellung einer Vorsorgevollmacht ist ein guter Anlass, um in der Familie über «die letzten Dinge» zu sprechen – ein Thema, bei dem verständlicherweise eine gewisse Hemmschwelle besteht. Oft bevollmächtigen sich Ehegatten gegenseitig, oder sie übertragen die Vollmacht auf ihre Kinder. Aber auch ein enger, über viele Jahre vertrauter Freund kann eine gute Wahl sein. Vertrauen ist hier das Schlüsselwort. Wie wir sehen werden, ist eine Patientenverfügung nicht unbedingt jedermanns Sache. Aber wer das Glück besitzt, in seinem Leben mindestens einen Menschen zu haben, dem er so vertraut, dass er ihm oder ihr die Entscheidungen im Fall der eigenen Entscheidungsunfähigkeit überlassen möchte – und der seinerseits bereit ist, diese Aufgabe zu übernehmen –, *der handelt irrational, wenn er diesem Menschen nicht noch am heutigen Tag eine Vorsorgevollmacht ausstellt.* Denn was morgen sein wird, wissen wir nicht.

Wichtig: Eine Vorsorgevollmacht muss zwar schriftlich verfasst werden, bedarf aber, ebenso wie eine Patientenverfügung, *keiner* notariellen Beurkundung. Ausgenommen sind Vollmachten, die Rechtsgeschäfte umfassen sollen, für welche die notarielle Form vorgeschrieben ist (z. B. Grundstücksgeschäfte). Die zusätzliche Ausfertigung einer Bankvollmacht auf dem bankeigenen Formular ist unbedingt zu empfehlen, da viele Banken sich weigern, Vorsorgevollmachten anzuerkennen (selbst wenn sie auf ministeriellen Formularen beruhen), und dadurch groteske Situationen entstehen können, in denen eine Familie wochenlang keinen Zugriff mehr auf ihr Erspartes hat.

Seit März 2005 können Vorsorgevollmachten beim Vorsorgeregister der Bundesnotarkammer in Berlin registriert werden, damit sich die Gerichte im Bedarfsfall schnell informieren können, ob es einen Bevollmächtigten gibt (www.vorsorgeregister.de).

**Tipp:** Detaillierte Informationen zur Patientenverfügung, Vorsorgevollmacht und Betreuungsverfügung finden Sie in den entsprechenden Broschüren des Bundesjustizministeriums (im Internet unter www.bmj.de) und des Bayerischen Justizministeriums («Vorsorge für Unfall, Krankheit und Alter», im Buchhandel erhältlich oder unter www.verwaltung.bayern.de).

### *Betreuungsverfügung*

In einer Betreuungsverfügung kann man festlegen, wen man sich als gerichtlich bestellten Betreuer wünscht, wenn eine Betreuung notwendig werden sollte. Diese Form der Vorsorge hat durch die Schaffung des Instruments der Vorsorgevollmacht an Bedeutung verloren, denn es ist in den allermeisten Fällen einfacher und besser, für diesen Menschen gleich eine Vorsorgevollmacht auszustellen, um im Ernstfall den Zeitverlust und die Kosten, die durch ein Betreuungsverfahren entstehen, zu vermeiden.

Leider gibt es aufgrund der vor allem im Alter zunehmenden sozialen Vereinsamung und des besonders in städtischen Ballungsräumen schwindenden Familienzusammenhalts immer mehr Menschen, die keinen Bevollmächtigten für sich benennen können, aber sehr wohl Menschen kennen, die sie in keinem Fall für sich als Betreuer akzeptieren möchten. Auch dieser Wunsch kann in einer Betreuungsverfügung festgeschrieben und bei Gericht hinterlegt werden (sogenannte «negative» Betreuungsverfügung). Er ist dann für das Gericht verbindlich.

### *Eigene Wertvorstellungen*[2]

Eine wichtige Ergänzung und Verstärkung einer Patientenverfügung ist es, wenn Sie Ihre aktuelle Lebens- und Krankheitssituation sowie Ihre persönlichen Wertvorstellungen und Ihre Einstellung zum eigenen Leben und Sterben bedenken und aufschreiben. Die folgenden Fragen könnten Ihnen helfen, über Ihre Lebenseinstellungen und Wertvorstellungen nachzudenken:

- Wie sind Sie bisher mit leidvollen Erfahrungen in Ihrem Leben umgegangen? Haben Sie sich dabei von anderen helfen lassen, oder haben Sie versucht, alles allein zu regeln und alles mit sich selbst auszumachen?
- Haben Sie Angst, anderen zur Last zu fallen, oder sind Sie der Meinung, dass Sie sich getrost helfen lassen dürfen?
- Wollen Sie noch möglichst lange leben? Oder ist Ihnen die Intensität Ihres zukünftigen Lebens wichtiger als die Lebensdauer? Geht Ihnen die Qualität des Lebens vor Quantität oder umgekehrt, wenn beides nicht in gleichem Umfang zu haben ist?
- Wie wirken Behinderungen anderer Menschen auf Sie? Wie gehen Sie damit um? Gibt es für Sie einen Unterschied in der Wertung zwischen geistiger und körperlicher Behinderung? Was wäre für Sie die schlimmste Form einer Behinderung? Welches Mindestmaß an Selbständigkeit ist für Ihre Lebensqualität unbedingt notwendig? Können Sie sich vorstellen weiterzuleben, wenn Sie nicht mehr mit den Menschen in Ihrer Umgebung kommunizieren können?
- Gibt es viele «unerledigte» Dinge oder Aufgaben in Ihrem Leben, für deren Regelung Sie unbedingt noch Zeit brauchen?
- Welche Rolle spielt die Religion in Ihrer Lebensgestaltung? Und welche Rolle spielt sie in Ihren Zukunftserwartungen, auch über den Tod hinaus?
- Welche Rolle spielen Freundschaften und Beziehungen zu anderen Menschen in Ihrem Leben? Haben Sie gern vertraute Menschen um sich, wenn es Ihnen schlecht geht, oder ziehen Sie sich lieber zurück? Können Sie sich vorstellen, einen Menschen beim Sterben zu begleiten? Würden Sie eine solche Begleitung für sich selbst wünschen?

Beschäftigen Sie sich mit den Fragen, die für Sie jetzt wirklich wichtig sind. Nehmen Sie sich Zeit dafür, sprechen Sie mit vertrauten Menschen darüber, und schreiben Sie Ihre wichtigsten Gedanken auf. Diese Notizen können Sie dann gesammelt Ihrer Patientenverfügung als ergänzende Erläuterung («Meine Wertvorstellungen») beilegen. Dies dient zum einen dazu, die Ernsthaftigkeit und Glaubwürdigkeit Ihrer Entscheidung zu unterstreichen und Ihre persönlichen Überlegungen zu verdeutlichen. Zum anderen ist die Beschreibung Ihrer Wertvorstellungen eine unschätzbare Hilfe für Ihren Rechtsvertreter und Ihren Arzt, um bei Grenzsituationen, die von Ihrer Patientenverfügung nicht abgedeckt sind, eine Entscheidung in Ihrem Sinne zu treffen.

### *Patientenverfügung*

Ein Fall aus der gar nicht so fernen, aber hoffentlich inzwischen endgültig überwundenen Vergangenheit:

Es kam so, wie der alte Mann es befürchtet hatte: Er wurde durch einen Schlaganfall gelähmt und war nicht mehr kontaktfähig. Eine Aussicht auf Rückkehr in ein selbstbestimmtes Leben bestand nicht. Für diesen Fall hatte er eine Patientenverfügung verfasst und festgelegt, dass er in einer solchen Situation keine lebensverlängernden Maßnahmen und keine künstliche Ernährung wollte. Die vom Gericht zur Betreuerin bestellte Tochter versuchte, den Willen des Vaters bei dem behandelnden Arzt durchzusetzen – vergebens; man dürfe den Patienten nicht «verhungern» lassen, beschied ihr der Arzt. Sie könne aber ihren Vater natürlich jederzeit mit nach Hause nehmen. Dies tat die Tochter, nicht ohne vorher den Arzt wegen Körperverletzung angezeigt zu haben. Der Vater starb friedlich nach wenigen Tagen, der Arzt revanchierte sich mit einer Anzeige wegen Totschlags. Beide Verfahren wurden letztlich eingestellt, bei der Tochter dauerte dies allerdings deutlich länger als beim Arzt. Tochter und Arzt sind bis heute durch die Ereignisse gezeichnet.

Es waren solche Fälle, die etwa seit der Jahrhundertwende wiederholt den Ruf nach einer gesetzlichen Klärung der Gültigkeit von Patientenverfügungen auslösten. Immer wieder wurde in den Medien über Situationen berichtet, in denen der Patientenwille von den Ärzten – aus falsch verstandener Fürsorgepflicht oder auch nur aus Angst vor Rechtsfolgen – übergangen wurde. Nach jahrelangem politischem Tauziehen wurde in Deutschland schließlich im Jahr 2009 das sogenannte «Patientenverfügungsgesetz» verabschiedet.[3]

Am Ende setzte sich der Entwurf durch, den der SPD-Abgeordnete Stünker federführend eingebracht hatte, allerdings angereichert durch einen wichtigen Paragraphen aus dem sogenannten «Zöller-Entwurf» (unter Federführung des CSU-Abgeordneten Zöller). Der Stünker-Entwurf hat im Wesentlichen die bisherige Rechtsprechung in Gesetzesform gebracht: Patientenverfügungen sind verbindlich und müssen umgesetzt werden, wenn sie auf die aktuelle Situation zutreffen – unabhängig von Art und Stadium der Erkrankung. Damit wurden Bestrebungen aus konservativen Kreisen verworfen, die mit Unterstützung der Kirchen versucht hatten, die Reichweite von Patientenverfügungen auf Krankheiten mit «unumkehrbar tödlichem Verlauf» zu beschränken – eine unsinnige Forderung, denn *unumkehrbar tödlich verläuft bekanntlich das Leben an sich.* Aus dem Zöller-Entwurf übernommen wurde das wichtige «dialogische Prinzip»: Bei der

Umsetzung der Patientenverfügung in der konkreten Situation müssen sich der behandelnde Arzt und der Patientenvertreter (Betreuer oder Bevollmächtigter) über den Patientenwillen einig sein, bevor dieser umgesetzt wird. Diese «doppelte Kontrolle» verhindert einseitige Auslegungen des Patientenwillens und stellt dadurch einen zusätzlichen Schutz für den Patienten dar.

*Wichtige Ausnahme:* Wenn eine Patientenverfügung so formuliert ist, dass sie sich eindeutig und ohne Auslegungsspielraum auf die aktuelle Situation anwenden lässt, bindet sie den Arzt direkt und muss auch unmittelbar umgesetzt werden. Die Bestellung eines Betreuers ist dann nicht erforderlich (§ 1896 Abs. 2 BGB).[4]

Was ist aber nun genau eine Patientenverfügung? Im Grunde handelt es sich dabei um eine *Anweisung eines Patienten an seinen zukünftigen Arzt.* Wenn Sie also eine Patientenverfügung erstellen, schreiben Sie Ihrem zukünftigen Arzt vor, was er zu tun, und vor allem, was er zu lassen hat. Dieser Unterschied ist wichtig: Konkrete Therapie*wünsche* in einer Patientenverfügung können zwar hilfreiche Anhaltspunkte für die Behandlung sein, sie sind für den Arzt aber aufgrund der ärztlichen Therapiefreiheit nicht bindend – Therapie*ablehnungen* hingegen schon.

Eine korrekt formulierte Patientenverfügung beschreibt zunächst bestimmte klinische Situationen, für die sie gelten soll (Beispiele: Sterbephase, Demenz, Wachkoma). Dann wird aufgeführt, welche Therapien man in diesen Situationen für sich selbst wünscht und welche man ablehnt. Eine genaue Darstellung der klinischen Situationen und der abgelehnten Maßnahmen ist wichtig, aber es leuchtet unmittelbar ein, dass man unmöglich alle denkbaren Krankheitsverläufe in eine Patientenverfügung «hineinpacken» kann. Für gesunde Menschen empfiehlt sich daher zum einen die Reflexion und Niederschrift der eigenen Wertvorstellungen (siehe oben) und zum anderen die Verwendung eines der geprüften Patientenverfügungs-Formulare, wie sie zum Beispiel in den oben erwähnten staatlichen Broschüren enthalten sind.

Vor der Abfassung einer Patientenverfügung *unbedingt zu empfehlen* ist ein Beratungsgespräch mit dem Hausarzt: Er kann eventuell unbegründete Ängste richtigstellen und – wenn man die Patientenverfügung frei formulieren möchte – auf missverständliche Formulierungen hinweisen, die im Extremfall dem Verfasser sogar schaden könnten. Denn eines ist klar: Eine Patientenverfügung ist keine Bagatelle. *Sie müssen davon ausgehen, dass das, was Sie unterschreiben, im Ernstfall auch befolgt wird.*

Für Menschen, die an einer schweren, möglicherweise lebensverkürzenden Krankheit leiden, sieht die Situation etwas anders aus, denn hier lassen sich die zu erwartenden medizinischen Probleme am Lebensende oft genauer eingrenzen. Vor diesem Hintergrund ist auch eine detailliertere Patientenverfügung möglich, die aber sinnvollerweise nur gemeinsam mit dem behandelnden Arzt erstellt werden sollte. Dieser kann die möglichen Alternativen bei Krisensituationen beschreiben und bei der Entscheidung über erwünschte und nicht erwünschte Therapien helfen.

Die Unterschrift des beratenden Arztes unter einer Patientenverfügung ist aus zwei Gründen sehr wichtig: Damit wird zum einen die Einwilligungsfähigkeit des Patienten zum Zeitpunkt der Erstellung der Patientenverfügung bestätigt, sie kann somit nicht mehr nachträglich angezweifelt werden. Zum anderen stellt der beratende Arzt einen wertvollen

Gesprächspartner für diejenigen Ärzte dar, die die Patientenverfügung im Ernstfall umsetzen sollen, wenn es zu Auslegungsschwierigkeiten kommt. Und nicht selten ist das Arzt-Patienten-Gespräch viel wichtiger als das eigentliche Schriftstück, wie der folgende Fall zeigt.

Ein herzkranker Patient hatte vier Gespräche mit seinem Hausarzt geführt, um eine Patientenverfügung zu erstellen. Zwei Tage vor dem geplanten abschließenden Gespräch, in dem er die Patientenverfügung schriftlich verfassen und unterschreiben wollte, kam es zum befürchteten Herzinfarkt und als Folge zu einem schweren Hirnschaden. Der Patient wurde auf die Intensivstation aufgenommen, wo man uns als Palliativmediziner mit dem Fall konfrontierte. Es gab keine Patientenverfügung, aber die Ehefrau wies uns auf die erfolgten ausführlichen Gespräche mit dem Hausarzt hin. Nach Rücksprache mit diesem waren wir in der konkreten Situation – trotz des Fehlens eines schriftlich niedergelegten Willens – viel besser über die Vorstellungen des Patienten und die Hintergründe seiner Entscheidung informiert, als wenn er nur im stillen Kämmerlein irgendein Formular ausgefüllt hätte. Die stattgefundene Kommunikation zwischen Arzt und Patient hat es ermöglicht, mit bestem Wissen und Gewissen den mutmaßlichen Patientenwillen zu ermitteln und diesem Willen auch Geltung zu verschaffen.

**Tipp:** Die Verbindung einer Patientenverfügung mit einer Vorsorgevollmacht und die Besprechung der eigenen Wünsche und Vorstellungen mit dem Bevollmächtigten und dem Hausarzt bzw. behandelnden Arzt bieten die besten Voraussetzungen dafür, dass die eigenen Wünsche am Lebensende auch tatsächlich respektiert werden.

## Was passiert, wenn keine Patientenverfügung vorhanden ist?

Kein Mensch ist gezwungen, eine Patientenverfügung zu erstellen. Sie ist auch nicht unbedingt jedermanns Sache. Es gibt Menschen, die sich lieber auf die Entscheidung ihres Bevollmächtigten oder ihrer Ärzte verlassen, als sich im Voraus mit diesen Fragen zu beschäftigen, was absolut legitim ist.

Wenn keine Patientenverfügung vorhanden ist, muss laut dem neuen Gesetz die Entscheidung über mögliche Therapiemaßnahmen (die immer gemeinsam von Arzt und Patientenvertreter, das heißt Betreuer oder Bevollmächtigtem, zu treffen ist) auf der Basis der konkreten Behandlungswünsche (sofern bekannt, weil z.B. vor Zeugen mündlich geäußert) oder des sogenannten mutmaßlichen Willens des Patienten getroffen werden. Arzt und Patientenvertreter versuchen also, sich der Antwort auf die Frage zu nähern: «Wie würde der Patient selbst entscheiden, wenn man ihn hier und jetzt aufklären und befragen könnte?» Hierzu sind nach dem Gesetz «insbesondere frühere mündliche oder schriftliche Äußerungen, ethische oder religiöse Überzeugungen und sonstige persönliche Wertvorstellungen des Betreuten» zu berücksichtigen (§ 1901a Abs. 2 BGB). Dabei «soll nahen Angehörigen und sonstigen Vertrauenspersonen des Betreuten Gelegenheit zur Äußerung gegeben werden, sofern dies ohne erhebliche Verzögerung möglich ist» (§ 1901b Abs. 2 BGB). Diese Einbeziehung verschiedener Informationsquellen dient dazu, den mutmaßlichen Willen des Patienten möglichst genau zu ermitteln. Dabei geht es ausdrücklich *nicht* um die Wünsche, welche der Betreuer oder die Angehörigen selbst im Hinblick auf den Patienten haben, sondern nur um die Frage, was *er oder sie jetzt selbst* wünschen würde. Dazu ein Beispiel aus der unmittelbaren Erfahrungswelt des Verfassers:

Meine Eltern kommen langsam in das Alter, in dem sich die Frage nach dem möglichen Vorgehen im Falle einer schweren Erkrankung unweigerlich stellt. Wir haben schon wiederholt darüber gesprochen und insbesondere die Fälle der Demenz und des Wachkomas sowie eines schweren Gehirnschadens (z. B. infolge eines Schlaganfalls) diskutiert. Dabei stellte sich eine sehr unterschiedliche Haltung heraus: Meine Mutter möchte im Falle einer Gehirnschädigung mit dauerhafter Unfähigkeit zur Kommunikation die sofortige Einstellung aller lebenserhaltenden Maßnahmen. Mein Vater hingegen gehört als kirchentreuer Katholik zu jenen Menschen, die für sich auch im Falle eines Wachkomas die dauerhafte Ausschöpfung aller medizinischen Möglichkeiten zur Lebensverlängerung wünschen. Für mich als Bevollmächtigten von beiden bedeutet dies, dass im Falle einer Krankheit mit schwerer Gehirnschädigung bei meinen Eltern die Entscheidung ganz anders ausfallen müsste, je nachdem, ob es sich um meinen Vater oder meine Mutter handelt – und dies völlig unabhängig von meiner eigenen persönlichen Einstellung zu diesem Thema. Denn es geht nicht darum, den Wünschen des Bevollmächtigten, sondern dem Willen des Patienten Geltung zu verschaffen.

## Was passiert, wenn kein mutmaßlicher Wille feststellbar ist?

Es kommt in der Praxis immer wieder vor, dass kein mutmaßlicher Patientenwille feststellbar ist – sei es, weil sich die Angehörigen in ihrer Einschätzung des Patientenwillens widersprechen oder weil es gar keine Angehörigen oder Freunde gibt, die darüber Auskunft geben könnten. In solchen Fällen gibt es zwei Entscheidungswege: Wenn es in der Diskussion um eine einzige Therapiemaßnahme geht, die ärztlich indiziert ist, wird diese durchgeführt, da sie als indizierte Maßnahme definitionsgemäß dem Patientenwohl dient. Gibt es mehrere gleichwertige alternative Therapiemaßnahmen, die zur Diskussion stehen, entscheidet der Betreuer oder Bevollmächtigte, welche der Maßnahmen durchgeführt wird. In Notfällen und immer dann, wenn Gefahr im Verzug ist, muss der Arzt indizierte lebenserhaltende Maßnahmen zunächst durchführen.

## Wann muss das Gericht eingeschaltet werden?

Eine wichtige Klarstellung und Verfahrenserleichterung hat das neue Gesetz in der Frage der gerichtlichen Genehmigung von Stellvertreterentscheidungen gebracht. Zwar bedarf es grundsätzlich einer richterlichen Genehmigung, wenn die begründete Gefahr besteht, dass der Betroffene auf Grund der Durchführung oder des Unterlassens einer ärztlichen Maßnahme «stirbt oder einen schweren und länger dauernden gesundheitlichen Schaden erleidet» (§ 1904 Abs. 1 und 2 BGB). Allerdings ist eine solche Genehmigung nicht erforderlich, wenn zwischen Patientenvertreter und behandelndem Arzt Einvernehmen über die Auslegung des Patientenwillens besteht (§ 1904 Abs. 4 BGB). Der Gang zum Gericht ist also nur in den Fällen erforderlich, in denen Arzt und Patientenvertreter unterschiedlicher Ansicht sind, *was den Patientenwillen betrifft*. Dies ist in der Praxis erfreulicherweise nur selten der Fall, so dass mit dieser Regelung eine weitere

Verrechtlichung des Lebensendes erfolgreich vermieden werden konnte.

## Drei goldene Regeln für Entscheidungen am Lebensende

Aus dem bisher Gesagten lassen sich drei einfache, aber sehr wirkungsvolle Regeln für gute Entscheidungen am Lebensende ableiten. Sie lauten:

Erstens: Reden,
Zweitens: Reden,
Drittens: Reden.

Wie der Fall des herzkranken Patienten ohne schriftliche Patientenverfügung zeigt, kommt es vor allem auf den Dialog zwischen dem Betreffenden und seinem sozialen Umfeld, seinen Angehörigen, Freunden sowie seinem Hausarzt oder behandelnden Arzt, an. *Ohne Dialog gibt es keine guten Entscheidungen.* Im Idealfall setzt sich dieser Dialog unmittelbar in der Umsetzung des «dialogischen Prinzips» bei der Ermittlung des Patientenwillens nach dem neuen Gesetz fort und führt dann zu Ergebnissen, welche die Wünsche des Patienten tatsächlich widerspiegeln. In diesem Sinne sollte eine Patientenverfügung *nie Ersatz für, sondern immer Ergebnis aus* einem Dialog zwischen allen Beteiligten sein. Als Teil eines umfassenden, in einen Dialogprozess eingebetteten Vorsorgeplans kann sie ihre Wirkung voll entfalten und dazu beitragen, Ängste vor einem Kontrollverlust in der letzten Lebensphase abzubauen.

# 9
# Was heißt hier «Sterbehilfe»? Medizin am Lebensende zwischen Selbstbestimmung und Fürsorge

Kaum ein Begriff ist in Deutschland so kontrovers besetzt wie «Sterbehilfe». Und an kaum einem Begriff lassen sich die – allein schon rein sprachlichen – Schwierigkeiten im Umgang mit den Realitäten am Lebensende besser darstellen. Was heißt eigentlich «Sterbehilfe»? Hinter diesem Wort verbirgt sich eine ganze Reihe von möglichen Bedeutungen, die einander zum Teil widersprechen oder sich ausschließen. Das Spektrum reicht von der hospizlichen Sterbebegleitung über das Sterbenlassen und den assistierten Suizid bis zur Tötung auf Verlangen. Damit deutet sich schon an, dass der Begriff möglicherweise mehr verwirrend als hilfreich ist.

Die deutsche Rechtswissenschaft und Rechtsprechung haben sich bemüht, diesen Begriff im Hinblick auf juristische Entscheidungen weiter zu differenzieren. So entstanden «Unterformen» wie die sogenannte «aktive», «passive» und «indirekte» Sterbehilfe. Diese sollen im Folgenden kurz erläutert werden, damit klar wird, weshalb eine neue Begrifflichkeit für eine bessere Verständigung notwendig ist.

## «Aktive Sterbehilfe»

Damit gemeint ist die direkte, aktive Beendigung des Lebens eines Menschen auf seinen expliziten Wunsch hin. Dieser

Tatbestand wird im deutschen Strafrecht als «Tötung auf Verlangen» definiert und ist gemäß § 216 des Strafgesetzbuches strafbar.[1] Oft wird in diesem Zusammenhang auch das Wort «Euthanasie» verwendet (aus dem Griechischen: der gute/schöne/leichte Tod). Das bezieht sich zum einen auf die sogenannte Euthanasiegesetzgebung in den Niederlanden, wo die Tötung auf Verlangen, wenn sie von Ärzten unter Beachtung bestimmter formaler und inhaltlicher Einschränkungen durchgeführt wird, seit den 1990er Jahren straffrei bleibt und seit 2001 gesetzlich geregelt ist. Zum anderen werden aber mit diesem Begriff Assoziationen an das «Euthanasie-Programm» der Nationalsozialisten geweckt. Hier ging es nicht um Tötung auf Verlangen in begründeten Einzelfällen, sondern um Massenmord an über 100 000 wehrlosen Menschen, in der Regel geistig oder körperlich Behinderten. Die Aktion wurde von den Ausführenden selbst auch als «Vernichtung lebensunwerten Lebens» bezeichnet.

Es liegt auf der Hand, dass diese zwei Verwendungen des Begriffs «Euthanasie» nichts miteinander zu tun haben und damit eine Verwirrung vorprogrammiert ist. Zudem belastet die Erinnerung an die barbarischen Taten der Nationalsozialisten die Diskussion in Deutschland bis heute, und die Emotionen, die durch die Begriffe «Euthanasie» und «aktive Sterbehilfe» ausgelöst werden, erschweren eine vernünftige Diskussion über Entscheidungen am Lebensende deutlich.

Die Legalisierung der Tötung auf Verlangen, wie sie in den Niederlanden und Belgien beschlossen wurde, soll dazu dienen, die Selbstbestimmung der Menschen am Lebensende zu stärken. Paradoxerweise besteht aber die Gefahr, dass das genaue Gegenteil eintritt und die Regelung einer massiven, wenn auch ungewollten Fremdbestimmung Vorschub leistet, wie das folgende Fallbeispiel zeigt.

Der Dokumentarfilm «Tod auf Verlangen» wurde 1994 in den Niederlanden gedreht. Der Film zeigt die letzten Lebenstage und die Euthanasie eines Patienten mit der Lähmungserkrankung amyotrophe Lateralsklerose (ALS, siehe Kapitel 5). Aus dem Film geht hervor, dass dieser Patient an mindestens zehn verschiedenen belastenden und potentiell behandelbaren, aber nicht behandelten Symptomen litt (unter anderem Atemnot, Schmerzen, Angst und Depression). Zwei Ärzte bestätigten dem Patienten unabhängig voneinander, dass er ohne Euthanasie «qualvoll ersticken» werde. Der Patient entschied sich dann nachvollziehbarerweise für die Euthanasie, die vor laufender Kamera durchgeführt wurde. Das Problem ist nur, dass die Information, die er bekommen hatte, falsch war: Über 90 Prozent der ALS-Patienten sterben friedlich, die ersten Veröffentlichungen dazu waren zum Zeitpunkt des Films schon bekannt.[2] Die Wahrscheinlichkeit eines ALS-Patienten, friedlich zu sterben, ist sogar größer als die der Allgemeinbevölkerung, und Ersticken kommt so gut wie nie vor.[3]

An diesem Fall wird deutlich, dass ein Mangel an palliativmedizinischer Kompetenz zu einer verstärkten Fremdbestimmung am Lebensende führen kann, da scheinbar autonome Entscheidungen auf fehlerhaften Grundlagen gefällt werden.

## «Passive Sterbehilfe» und medizinische Indikation

Mit der sogenannten «passiven Sterbehilfe» ist juristisch das «Zulassen des Sterbens» gemeint, also der Verzicht auf Maßnahmen mit dem Ziel der Lebensverlängerung, die zumindest theoretisch in der konkreten Situation möglich wären. Es gibt zwei Gründe, die zur Beendigung bzw. Nichteinleitung von lebensverlängernden Maßnahmen führen können und sogar müssen: zum einen die fehlende medizinische Indikation, zum anderen die Ablehnung dieser Maßnahmen seitens des Patienten, die auch in einer Patientenverfügung enthalten sein kann.

Bleiben wir kurz bei dem Begriff der «medizinischen Indikation»: Damit ist die ärztliche Entscheidung über die Sinnhaftigkeit einer medizinischen Maßnahme gemeint, und zwar unabhängig vom Patientenwillen. Maßnahmen, die nach dem Stand der Wissenschaft für den Patienten in seiner aktuellen klinischen Situation wirkungslos oder gar schädlich wären (wie die Gabe von Flüssigkeit und Sauerstoff in der Sterbephase, siehe Kapitel 7), dürfen vom Arzt nicht angeordnet werden, da sie nicht indiziert sind. Die Notwendigkeit dieser ärztlichen Entscheidung als Voraussetzung für die Diskussion über den Patientenwillen ist auch im Patientenverfügungsgesetz berücksichtigt worden.[4] Ein Verzicht auf Maßnahmen, die unwirksam oder schädlich sind, ist keine «passive Sterbehilfe», sondern nur gute Medizin.

Eine große Schwierigkeit beim Umgang mit dem Begriff «passive Sterbehilfe» rührt daher, dass dieses juristische Konstrukt auch Handlungen umfasst, die nach dem gesunden Menschenverstand als aktiv zu bezeichnen sind. Beispielsweise ist die Beendigung einer künstlichen Beatmung ein aktiver Vorgang insofern, als eine laufende Maschine aktiv zum Stillstand gebracht werden muss – jemand muss also den Abschaltknopf drücken oder den Stecker ziehen. Allerdings setzen auch medizinische Behandlungen, die über einen längeren Zeitraum hinweg erfolgen, das Einverständnis des behandelten Patienten voraus, das jederzeit zurückgezogen werden kann. Juristen wie Ethiker sehen daher zu Recht keinen Unterschied darin, ob man eine medizinische Maßnahme nicht beginnt oder ob man sie nicht weiterführt, also beendet. Auch die Bundesärztekammer hat sich, noch vor dem Inkrafttreten des neuen Patientenverfügungsgesetzes, dieser Meinung angeschlossen.[5] Diese unter Fachleuten auch international unumstrittene Gleichsetzung von Tun und Unterlassen im Rahmen der «passiven Sterbehilfe» war bis vor wenigen Jahren noch vielfach unbekannt, selbst bei denen, die es hätten besser wissen können.

In einer Umfrage bei deutschen neurologischen Chefärzten konnte 2004 nachgewiesen werden, dass über die Hälfte der Befragten das Abschalten eines Beatmungsgeräts auf ausdrücklichen Wunsch eines geschäftsfähigen Patienten fälschlicherweise als Tötung auf Verlangen einstufte. 47 Prozent der Befragten schätzten die eigene Ausbildung für eine Begleitung in der Sterbephase als «mäßig» bis «schlecht» ein.[6] Nicht besser sah es zur gleichen Zeit bei den Vormundschaftsrichtern (heutige Bezeichnung: Betreuungsrichter) aus: Etwa die Hälfte von ihnen brachte in einer Umfrage die Begriffe «aktive», «passive» und «indirekte» Sterbehilfe durcheinander, insbesondere wenn es um eine Beendigung statt eines Verzichts auf lebenserhaltende Maßnahmen ging.[7]

Es gibt gleichwohl einen wichtigen Unterschied zwischen dem Initialverzicht auf eine Behandlung und der Beendigung schon eingeleiteter lebenserhaltender Maßnahmen. Dieser Unterschied beruht allerdings weder auf juristischen noch auf ethischen Gründen, sondern ist rein psychologischer Natur:

Es ist nun einmal so (und auch wissenschaftlich nachgewiesen), dass es für alle Mitglieder des Behandlungsteams, allen voran Ärzte und Pflegende, ungleich belastender ist, schon begonnene Maßnahmen zu beenden, als sie gar nicht erst einzuleiten. Dieser Unterschied sollte weder in die falsche (ethisch-rechtliche) Ebene gehoben noch kleingeredet werden. Denn nicht nur Familie und Freunde, auch Ärzte und Pflegende müssen mit dem Tod eines Menschen und dessen Umstände weiterleben. Hier hat es sich in der Praxis bewährt, dem Team Unterstützung durch Psychologen oder Seelsorger anzubieten, die in Gesprächen die Ängste und Sorgen der Teammitglieder aufgreifen und auch nach dem Tod des Patienten für Rücksprachen zur Verfügung stehen.

Um die Verwirrung um die Frage «Unterlassen oder aktives Tun» aus der Welt zu schaffen, hat der Bundesgerichtshof in einer wegweisenden Entscheidung vom 25. Juni 2010 im sogenannten «Fall Putz» (Aktenzeichen 2 StR 454/09) diese Begriffe durch den Begriff des «Behandlungsabbruchs» ersetzt und festgestellt:

1. Sterbehilfe durch Unterlassen, Begrenzen oder Beenden einer begonnenen medizinischen Behandlung (Behandlungsabbruch) ist gerechtfertigt, wenn dies dem tatsächlichen oder mutmaßlichen Patientenwillen entspricht (§ 1901a BGB) und dazu dient, einem ohne Behandlung zum Tode führenden Krankheitsprozess seinen Lauf zu lassen.
2. Ein Behandlungsabbruch kann sowohl durch Unterlassen als auch durch aktives Tun vorgenommen werden.

Damit ist – zumindest in dieser Hinsicht – endlich Rechtsklarheit geschaffen worden.

## «Indirekte Sterbehilfe»

Das ethische Konstrukt, das der sogenannten «indirekten Sterbehilfe» zugrunde liegt, ist nicht neu: Es stammt vom hl. Thomas von Aquin (1225–1274) und nennt sich «die Lehre des Doppeleffekts» (lateinisch: *actio duplicis effectus*). Nach dieser Theorie ist eine Handlung sittlich erlaubt, wenn sie einem guten Zweck dient und eine negative Nebenfolge zwar billigend in Kauf genommen, aber nicht als Handlungszweck oder Mittel zum Zweck intendiert wird.[8]

Über Jahrzehnte hinweg wurde angenommen, dass die Gabe von starken Schmerzmitteln wie Morphin und starken Beruhigungsmitteln wie Benzodiazepinen (z. B. Valium) bei Sterbenden nicht erlaubt sei, weil sie aufgrund ihrer atemdepressiven Nebenwirkungen den Todeseintritt beschleunigen könnten. Das stimmt zwar nicht (siehe unten), wäre aber nach der Lehre des Doppeleffektes erlaubt, was auch Eingang in die deutsche Rechtsprechung gefunden hat: Der Bundesgerichtshof hat ausdrücklich festgestellt, dass es erlaubt und sogar geboten ist, schmerzlindernde Medikamente auch in einer Dosis zu verabreichen, die als unbeabsichtigte Nebenwirkung die Sterbephase verkürzen könnte, wenn es keinen anderen Weg zur ausreichenden Schmerzlinderung gibt.[9]

Die gute Nachricht für alle Beteiligten: Auf das Rechtskonstrukt der «indirekten Sterbehilfe» kann in Zukunft verzichtet werden. Hierzu gibt es sehr gute wissenschaftliche Daten aus der Palliativforschung, die 2003 von Nigel Sykes und Andrew Thorns zusammengefasst worden sind.[10] Die Autoren haben eine Gesamtübersicht von 17 veröffentlichten Studien erstellt, die zusammen über 3000 verstorbene Patienten umfassten. Die Ergebnisse sind eindeutig. Es gab weder bei den einzelnen Studien noch bei der Gesamtheit der erhobenen Daten einen Hinweis auf eine Lebensverkürzung durch zum Teil sehr hohe Dosierungen von Opioiden (z. B. Morphin) oder Sedativa (z. B. Benzodiazepinen) in der letzten Lebensphase. In einer Studie gab es sogar Hinweise auf eine lebensverlängernde Wirkung einer medizinisch indizierten Sedierung am Lebensende.

Diese Daten entsprechen unserer Erfahrung in der palliativmedizinischen Praxis. Es ist nachvollziehbar, dass ein Mensch, der, aus welchen Gründen auch immer, sehr stark leidet und eine Linderung dieses Leidens durch entsprechende Medikamente erfährt, im Zweifelsfall eher etwas länger lebt und nicht kürzer. Dazu noch ein kleines Fallbeispiel:

Unsere Palliativstation bekam einmal einen Patienten von einer Intensivstation zugewiesen. Die Kollegen hatten die Morphindosierung bei dem unter starken Schmerzen leidenden Patienten in bester Absicht innerhalb von 24 Stunden von 0 auf 48 mg Morphin intravenös pro Stunde erhöht. Den Ärzten unter den Lesern wird bei dieser Zahl bange werden, denn das entspricht 3,5 Gramm Morphin oral pro Tag – eine Elefantendosis. Jeder rechtsmedizinische Gutachter würde bei solch einer Dosierung sagen, dieser Patient hätte sofort tot sein müssen. Das war er aber nicht. Als er zu uns auf die Station gebracht wurde, hat der Patient noch selbst geatmet – ein bisschen langsam zwar, aber eigenständig. Eine Verringerung der Morphinmenge auf ein Hundertstel der Dosis ermöglichte dem Patienten einen friedlichen Tod bei guter Beschwerdelinderung.

Dieses Beispiel zeigt eindrucksvoll, dass die genannten Medikamente sehr sicher sind und dass die zum Teil irrationale

Angst vor Morphin, die nicht nur Ärzte, sondern gelegentlich leider auch Staatsanwälte und Richter befällt, unbegründet ist. Wenn diese Medikamente korrekt verabreicht werden, ist eine tödliche Nebenwirkung durch Hemmung der Atemtätigkeit im Grunde ausgeschlossen.

Beim Deutschen Juristentag 2006 wurde vorgeschlagen, die Voraussetzungen für die Straflosigkeit einer nach den Regeln der medizinischen Kunst durchgeführten «Leidenslinderung bei Gefahr der Lebensverkürzung» gesetzlich zu regeln. Es erscheint aber zweifelhaft, ob für eine Situation, die in der Praxis bei korrekter Medikamentenanwendung so gut wie nie vorkommt, wirklich eine eigene strafrechtliche Regelung notwendig ist. Zwar ist in der Ärzteschaft die Fehlvorstellung nach wie vor weit verbreitet, dass hohe Dosierungen von schmerzlindernden Mitteln gefährlich und daher verboten seien. Es ist davon auszugehen, dass solche Unkenntnisse auch zu Behandlungsfehlern am Lebensende führen. Der beste Schutz vor ärztlichen Kunstfehlern am Lebensende besteht aber nicht in neuen Strafgesetzen, sondern in einer besseren Aus-, Fort- und Weiterbildung aller Ärzte im Fach Palliativmedizin (siehe Kapitel 3).

## Neue Begrifflichkeit

Der Begriff «Sterbehilfe» ist eine deutsche Besonderheit. Es gibt keinen gleichlautenden Begriff im internationalen Schrifttum, weder im Englischen als der anerkannten Wissenschaftssprache noch im Italienischen oder Französischen. Der Begriff hat, wie dargestellt, mehrere Nachteile und kann leicht missverstanden werden. Daher schlagen alle Experten einmütig die Abschaffung der Begriffe «aktive», «passive» und «indirekte Sterbehilfe» und deren Ersatz durch nichtemotionale, juristisch wie ethisch eindeutige Definitionen vor (Tabelle 9.1).

**Tabelle 9.1: Alternativbegriffe zur Sterbehilfe**

| | |
|---|---|
| «aktive Sterbehilfe» | Tötung auf Verlangen |
| «passive Sterbehilfe» | Nichteinleitung oder Nichtfortführung lebenserhaltender Maßnahmen (Zulassen des Sterbens; BGH: Behandlungsabbruch) |
| «indirekte Sterbehilfe» *(inzwischen überholt)* | Zulässige Leidenslinderung bei Gefahr der Lebensverkürzung |

## Beihilfe zur Selbsttötung (assistierter Suizid)[11]

Die Diskussion über Entscheidungen am Lebensende konzentrierte sich über viele Jahre auf die Zulässigkeit der Beendigung lebenserhaltender Maßnahmen, auf die Wirksamkeitsvoraussetzungen von Patientenverfügungen und auf die Euthanasiegesetzgebung der Niederlande, die in Deutschland einhellig und meines Erachtens zu Recht abgelehnt wird. In letzter Zeit ist der Begriff des assistierten Suizids (Beihilfe zur Selbsttötung) stärker in den Vordergrund gerückt. Lange Zeit wurde dieser Tatbestand in einem Atemzug mit der Tötung auf Verlangen genannt, obwohl zwischen beiden ein fundamentaler Unterschied besteht: Beim assistierten Suizid tötet sich der Betroffene selbst, beispielsweise durch die Einnahme einer tödlichen Medikamentendosis. Er wird dabei durch Dritte unterstützt, die die Voraussetzungen für die Selbsttötung (z. B. durch Bereitstellung der Medikamente) schaffen, behält aber bis zum Schluss selbst die Kontrolle über das Geschehen.

Ausgehend von den insgesamt positiven Erfahrungen im US-Bundesstaat Oregon, in dem seit 1997 der ärztlich assistierte Suizid unter bestimmten Voraussetzungen erlaubt ist (nicht hingegen die Tötung auf Verlangen), fordern hierzulande in letzter Zeit einige prominente Juristen und Ärzte eine ähnliche Gesetzgebung für Deutschland.[12] Ob das wirklich notwendig und sinnvoll ist, soll im folgenden Abschnitt diskutiert werden.

## Brauchen wir den ärztlich assistierten Suizid?[13]

Der junge Patient auf der Palliativstation litt an stärksten Schmerzen aufgrund eines unheilbaren Tumors. Die Schmerzen konnten innerhalb einer Woche gut gelindert werden. Der Patient war sehr zufrieden, bedankte sich bei allen, ging nach Hause und nahm sich das Leben. Das Palliativteam war zutiefst betroffen: «Wieso hat er mit uns nicht geredet?» Die Schwester des Patienten, der er sein Suizidvorhaben mitteilte, stellte ihm die gleiche Frage: «Weshalb hast du nicht mit den Ärzten gesprochen?» Die erschütternde Antwort: «Um Gottes willen. Die Ärzte sind so gut zu mir gewesen, ich konnte sie doch unmöglich in Schwierigkeiten bringen.»

Dieser Fall ist beispielhaft für die gegenwärtige Diskussion. Laut einer Mitte 2010 veröffentlichten Ärzte-Umfrage spricht sich ein Drittel der befragten Mediziner für den ärztlich assistierten Suizid aus. Dieser wird aber von der Bundesärztekammer strikt abgelehnt. Im Juni 2011 verschärfte der Deutsche Ärztetag sogar in diesem Punkt die ärztliche Berufsordnung, in der es jetzt unzweideutig heißt: «[Ärzte] dürfen keine Hilfe zur Selbsttötung leisten.» Das bedeutet, dass Ärzte, die einem Patienten bei der Selbsttötung helfen, den Entzug ihrer Berufserlaubnis riskieren. Doch angesichts der hohen Anzahl von Ärzten, die in diesem Punkt anderer Meinung sind, bleibt die Frage im Raum: Brauchen wir eine standesrechtliche oder gar gesetzliche Zulassung des ärztlich assistierten Suizids?

Die Gesamtzahl der Selbsttötungen ist in Deutschland seit den 1980er Jahren ständig gesunken und liegt nun unter 10 000 pro Jahr. Aber es sind immer noch etwa 12 von 1000 Todesfällen und damit mehr als die Verkehrstoten, die Aids-Toten, die Drogentoten und die Opfer von Gewaltverbrechen zusammengezählt. Die allermeisten Suizide finden bei Menschen statt, die an einer Depression leiden. Hier ist von einer potentiellen Behandelbarkeit der Grunderkrankung auszugehen, was die Möglichkeit einer Suizidbeihilfe von vornherein ausschließt.

Die Diskussion über den assistierten Suizid konzentriert sich auf eine andere Patientengruppe, nämlich die unheilbar Kranken. Hier sind sich die Suizidforscher weitgehend einig: Eine Suizidentscheidung angesichts schwerster Erkrankung und einer begrenzten Lebenserwartung kann im Einzelfall auch aus psychiatrischer Sicht freiverantwortlich sein und sollte dann auch respektiert werden. Extremfälle mit schwersten Krankheitsverläufen wurden wiederholt in der Presse geschildert; zum Teil begleitete die Berichterstattung diese Fälle bis zum assistierten Suizid in der Schweiz, um anschließend die nicht unberechtigte Frage zu stellen: Warum darf es so etwas bei uns nicht geben? Auf der anderen Seite stehen mehrere Gesetzesinitiativen zum Verbot der gewerbsmäßigen Suizidbeihilfe und die Warnung vor dem «ethischen Dammbruch», die angesichts steigender Rationalisierungstendenzen im Gesundheitswesen ebenfalls sehr ernst zu nehmen ist.

Wie sieht die derzeitige Situation aus? In Deutschland und in der Schweiz ist die Beihilfe zum freiverantwortlichen Suizid – im Gegensatz etwa zu Großbritannien, Österreich oder Italien – nicht strafbar. Das folgt der Logik des Strafrechts: Da die (versuchte) Selbsttötung als solche nicht strafbar ist, kann auch die Beihilfe dazu nicht strafbar sein. Dennoch ist die Beihilfe zur Selbsttötung für deutsche Ärzte nicht nur berufsrechtlich, sondern auch strafrechtlich gefährlich. Die Rechtsprechung geht nämlich von der sogenannten «Garantenstellung» des Arztes aus, die ihm eine besondere Verantwortung für das Leben seiner Patienten zuweist. Die Folgen sind paradox: Auch bei einem Suizid, den der Arzt für freiverantwortlich erachtet, muss er lebensrettende Maßnahmen einleiten, sobald der Patient das Bewusstsein verliert. Andernfalls droht ihm eine Anklage wegen Totschlags durch Unterlassen (Mindeststrafmaß fünf Jahre). Das führt dazu, dass Ärzte und Angehörige, für die ebenfalls die Garantenregelung gilt, den Suizidenten im Augenblick des Todes allein lassen müssen, wenn sie sich nicht strafbar machen wollen.[14]

Das andere Extrem stellt die traurige Geschichte eines 57-jährigen Hirntumor-Patienten dar, der zwar durch seine Erkrankung schon weitgehend gelähmt war, aber geistig noch so fit, dass er seinem Arzt gegenüber den Wunsch nach Lebensverkürzung äußern konnte. Das hätte er lieber nicht tun sollen, denn der Arzt wies ihn umgehend wegen Selbstgefährdung gegen seinen Willen in die Psychiatrie ein, wo der schwerstkranke Mann dann die letzten zwei Wochen seines Lebens auf der geschlossenen Station verbringen musste, ehe er dort starb.

Die geschilderten Beispiele zeigen, welche verheerenden Folgen das Rechtskonstrukt der Garantenstellung hat. Es führt dazu, dass Patienten, die eigentlich gerne mit ihren Ärzten über ihren Suizidwunsch sprechen möchten und denen vielleicht eine Alternative aufgezeigt werden könnte, dies nicht tun – entweder aus Angst, psychiatrisiert und zwangseingeliefert zu werden, oder, paradoxerweise, aus dem altruistischen Wunsch heraus, die Ärzte zu schützen. Das ist durchaus plausibel, denn eine Studie des Palliativzentrums der Universität München hat, wie erwähnt, ergeben, dass die Wertvorstellungen von Schwerstkranken sich zum Altruismus hin verändern.[15] Und es fällt in der Tat schwer, etwas ethisch Verwerfliches darin zu sehen, wenn Sterbende den Menschen, die ihnen nahestehen, nicht zur Last fallen wollen.

Dass die ärztliche Garantenstellung beim Suizid in ihrer absoluten Form nicht einmal mehr in bioethisch konservativen Kreisen Zustimmung findet, zeigt folgendes Zitat aus einem gemeinsamen Hirtenschreiben der katholischen Bischöfe von Freiburg, Straßburg und Basel: «Es mag schwerste Krankheitsverläufe und Leidenszustände geben, angesichts derer ein Arzt nach sorgfältiger Gewissensprüfung zu dem Urteil kommt, dass er einem Suizidversuch seines Patienten nicht im Weg stehen sollte.»[16] Der Arzt darf also beim Suizid wegschauen. Aber soll er auch dabei helfen dürfen?

Im US-Bundesstaat Oregon ist der ärztlich assistierte Suizid seit 1997 gesetzlich erlaubt, Ärzte dürfen beim Vorliegen bestimmter Voraussetzungen eine tödliche Medikamentendosis verschreiben. Bemerkenswert dabei: Etwa ein Drittel der Patienten lässt sich zwar das Rezept geben, führt aber den Suizid dann nicht durch. Es geht also vielen Menschen offensichtlich primär um das Gefühl der Kontrolle über ihre letzte

Lebensphase, sie besorgen sich damit sozusagen eine Art «Sterbeversicherung». Nur etwa ein bis zwei von tausend Menschen sterben in Oregon durch ärztlich assistierten Suizid, was auch an der hervorragenden palliativmedizinischen Versorgung liegt. Aber auch ein Promille der Sterbenden entspräche in Deutschland über 800 Menschen pro Jahr oder zwei bis drei pro Tag. In der Schweiz wiederum wird die Hilfe zur Selbsttötung nicht durch Ärzte, sondern durch Organisationen wie EXIT oder DIGNITAS durchgeführt, die so gut wie keiner staatlichen Kontrolle unterliegen. Im Juni 2011 wurde eine Gesetzesinitiative, welche ein Verbot dieser Praxis anstrebte, im Kanton Zürich mit einer Mehrheit von 85 Prozent von der Bevölkerung klar abgelehnt.

Gegen eine ausdrückliche Legalisierung der ärztlichen Hilfe bei der Selbsttötung wird angeführt, dass sie das Arzt-Patienten-Verhältnis negativ verändern würde, weil man die Suizidassistenz dann gewissermaßen als ärztliche Leistung einfordern könnte. Das ist durchaus denkbar, aber nicht bewiesen. Noch schwerer wiegt meines Erachtens ein anderes Argument: Es ist heute in Deutschland für Ärzte aufwändiger, zeitraubender und auch teurer, einen Patienten am Lebensende adäquat palliativmedizinisch zu betreuen (einschließlich Hausbesuche, Gespräche mit Angehörigen usw.), als ihm ein Rezept für eine tödliche Medikamentendosis auszuhändigen. Dieser Interessenkonflikt sollte unbedingt vermieden werden – am besten durch eine flächendeckende, bedarfsgerechte stationäre und ambulante Palliativversorgung.

Aber wird ein Ausbau der Palliativmedizin ausreichen, um alle Wünsche nach Lebensverkürzung aus der Welt zu schaffen? Immerhin sprechen sich Palliativmediziner häufiger gegen den assistierten Suizid aus als andere Ärzte, und Politiker wie Berufsethiker kontern die Diskussion um liberalere Suizidregeln reflexhaft mit einem Appell für den Ausbau der Palliativmedizin. Das klingt zwar gut, doch die wissenschaftlichen Daten und die klinische Erfahrung zeigen eindeutig: *Auch bei optimaler Palliativbetreuung gibt es Menschen, die am Lebensende aus nachvollziehbaren Gründen ihren Todeszeitpunkt selbst bestimmen möchten.* Dass sich diese Menschen dann bessere Alternativen wünschen als U-Bahn oder Strick, ist verständlich. Bei Hochbetagten ist der freiwillige Verzicht auf Nahrung und Flüssigkeit eine häufige Suizidmethode mit einer hohen Dunkelziffer,[17] und nach amerikanischen Studien ist der Sterbeverlauf dabei sehr friedlich.[18] Der Sterbeprozess dauert allerdings zehn bis vierzehn Tage und kann für die Angehörigen ziemlich belastend sein[19] (gewaltsame Suizidformen sind es natürlich noch viel mehr). Was dann?

Einfache Lösungen gibt es nicht. Die legalisierte Tötung auf Verlangen, wie sie in den Niederlanden und Belgien praktiziert wird, lässt sich aufgrund der vorhandenen Daten relativ einfach ablehnen. Unter anderem besteht die konkrete Gefahr der Ausweitung dieser Praxis auf Menschen, die gar kein entsprechendes Verlangen geäußert haben (solche Fälle kommen in den Niederlanden nachweislich vor). Deshalb ist es richtig, dass in Deutschland die Tötung auf Verlangen strafbar ist und bleibt.

Anders verhält es sich aber mit dem straffreien assistierten Suizid, weil ja in diesem Fall der Patient von sich aus und in eigener Tatherrschaft sein Leben beendet. Hier muss die Diskussion weitergeführt werden. Dabei ist es vielleicht hilfreich, sich die Dimension des Problems vor Augen zu führen. Jedem Schwerstkranken, der einen freiverantwortlichen Suizid durchführen möchte (und der, wenn man ihm keine adäquate Assistenz anbietet, tatsächlich darunter leiden wird), stehen 999 andere Sterbende gegenüber. Zwölf davon werden ebenfalls an Suizid sterben, allerdings aufgrund einer potentiell behandelbaren psychiatrischen Erkrankung. Für die anderen 987 ist Suizid keine Option, sie wünschen sich lediglich eine gute medizinische und menschliche Sterbebegleitung.

Es ist richtig, dass wir uns um den einen schwerstkranken Patienten mit Suizidwunsch kümmern sollten, denn jedes Schicksal ist wichtig. Aber wenn wir hier nach einer allgemeinen Lösung suchen, dann sollten wir uns auch überlegen, welche Folgen diese Lösung für die zwölf psychisch kranken Suizidenten hat, für die übrigen 987 Sterbenden und für die gesamte Gesellschaft. Wir sollten dann auch zugeben, dass wir konsequenterweise mindestens zwölfmal so viel Energie für die Prävention nicht-freiverantwortlicher Suizide aufwenden sollten und entsprechend 987-mal mehr Zeit, Energie und Ressourcen für eine optimale palliativmedizinische und hospizliche Versorgung am Lebensende. Dann hätten wir eine andere Gesellschaft und damit wahrscheinlich auch eine einfachere Diskussion.

# 10
# Palliativmedizin und Hospizarbeit: Mythos und Realität

Sowohl die moderne Palliativmedizin als auch die Hospizbewegung haben ihren Ursprung in der großartigen Pionierarbeit von Dame Cicely Saunders (Abb. 10.1). In Deutschland haben sich beide Bereiche zum großen Teil getrennt voneinander entwickelt, was durchaus nicht unproblematisch ist. In diesem Kapitel sollen das Verhältnis zwischen Palliativmedizin und Hospizarbeit beleuchtet und die Schwierigkeiten des jungen Fachs Palliativmedizin in unserem hochkomplexen und stark ökonomiegesteuerten Gesundheitssystem dargestellt werden.

## Palliativmedizin und Hospizarbeit

*Historischer Ursprung*

Der Begriff «Hospiz» stammt vom englischen *hospice* (vom lateinischen *hospitium*, die Herberge) und wurde von Dame Cicely Saunders eingeführt (siehe Kapitel 4a), die im Jahr 1967 mit dem St. Christopher's Hospice in London die erste moderne stationäre Hospizeinrichtung weltweit eröffnete und die Betreuung ihrer Patienten als *hospice medicine* bezeichnete.

Die Begriffe «Palliativmedizin» und «Palliative Care» wurden von Dr. Balfour Mount in Montreal, Kanada, eingeführt (Abb. 10.1). Dr. Mount gründete dort 1975 am Royal Victoria

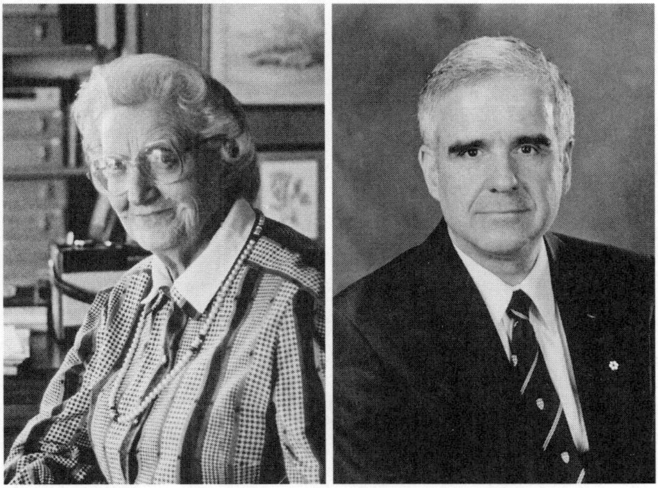

*Abbildung 10.1: Dame Cicely Saunders (1918–2005) und Dr. Balfour Mount (* 1939).*

Hospital die erste moderne Palliativstation an einem Akutkrankenhaus. Der Grund für die Neuentwicklung des Begriffs «Palliativmedizin» lag in der Besonderheit Montreals als Hauptstadt des kanadischen Bundesstaats Québec. Da die offizielle Sprache in Québec das Französische ist, in dieser Sprache aber der Begriff *hospice* schon belegt war (mit der Bedeutung in etwa eines Pflegeheims für geistig verwirrte Hochbetagte), musste eine andere Bezeichnung für Cicely Saunders' *hospice medicine* gefunden werden. Dr. Mount entschied sich für das Wort *palliative* (aus dem lateinischen *pallium*, der Mantel), und zwar in den französisch-englischen Versionen *soins palliatifs/palliative care* bzw. *médicine palliative/palliative medicine*.

*Entwicklung in Deutschland*

1985 wurde in Deutschland der erste Hospizverein gegründet, der Christophorus Hospiz Verein in München. Zwei Jahre davor war an der Universität zu Köln dank der Pionierarbeit von Professor Heinz Pichlmaier die erste Palliativstation Deutschlands eröffnet worden. In der Folge setzte, nach anfänglichen Schwierigkeiten, ein zuletzt rasantes Wachstum sowohl von Hospiz- als auch von Palliativeinrichtungen ein. Dabei zeichnete sich schon früh als deutsches Spezifikum eine Trennung der «Hospizlandschaft» von der «Palliativszene» ab. Diese Trennung hat ihren Ursprung primär in den unterschiedlichen Finanzierungsbedingungen der beiden Aktivitäten (Hospizarbeit vorwiegend über Spenden und ehrenamtliche Tätigkeit, Palliativmedizin vorwiegend über die Krankenkassen). Davon ausgehend hat sich ein Nebeneinander, oft ein Miteinander, manchmal auch eine Konkurrenz von Palliativmedizin und Hospizarbeit entwickelt. In der nachfolgenden Tabelle sind – in zugegebenermaßen vereinfachter und etwas zugespitzter Form – einige Merkmale dieser Trennung genannt:

| | **Reklamiert für sich** | **Wirft dem anderen vor** |
|---|---|---|
| **Hospizarbeit** | Ehrenamtlichkeit, rein altruistische Motivation, größere Nähe zu Patient und Familie, politischen Einfluss | Arroganz gegenüber ehrenamtlicher Arbeit, mangelnde Wertschätzung, Fixierung auf körperliche Symptome |

| | Reklamiert für sich | Wirft dem anderen vor |
|---|---|---|
| **Palliativ-medizin** | Professionalität, wissenschaftliche Grundlage, hohen Grad an Institutionalisierung, größere finanzielle Unterstützung, politischen Einfluss | Unprofessionalität, Misstrauen gegenüber allem «Ärztlichen», negative Einstellung zur Forschung, «Gutmenschentum» |

Dabei ist die öffentliche Wahrnehmung der beiden Bereiche durchaus unterschiedlich: Während 66 Prozent der Bevölkerung den Begriff «Hospiz» korrekt einordnen können, ist dies für die Palliativmedizin nur bei 28 Prozent der Fall, und knapp 10 Prozent der Deutschen vermuten sogar, dass sich dahinter «sanfte Sterbehilfe» verberge.[1] Hier ist also noch viel Aufklärungsarbeit nötig.

In den letzten Jahren ist in Deutschland eine Entwicklung zu beobachten, welche selbst für Insider verwirrend ist. So gibt es seit vielen Jahren die «Deutsche Stiftung Hospiz», die dank ihres wohlklingenden Namens und einiger prominenter Fürsprecher über ein hohes Spendenaufkommen verfügt, aber selbst zugibt, keine Hospize zu fördern (was Zweifel an der Legitimität dieser Namensgebung hervorgerufen hat, die schließlich dazu führten, dass 2012 eine Namensänderung in «Deutsche Stiftung Patientenschutz» beschlossen wurde). Dafür hat sich die offizielle Vertretung aller Hospizeinrichtungen in Deutschland, die «Bundesarbeitsgemeinschaft Hospiz», umbenannt in «Deutscher Hospiz- und Palliativverband», was die Deutsche Gesellschaft für Palliativmedizin als Vertretung der Palliativmediziner nicht sonderlich gefreut hat.

Hintergrund dieser Entwicklungen ist ein Verteilungskampf um die von der Politik für den Ausbau der Sterbebegleitung zur Verfügung gestellten Finanzmittel: Allein für die Spezialisierte Ambulante Palliativversorgung (SAPV, siehe Kapitel 3) geht es deutschlandweit um etwa 240 Millionen Euro pro Jahr. Damit ist klar, warum in dieser Sache hart gerungen wird. Es geht aber auch um die nicht geringen Spenden aus der Bevölkerung. Zu diesem Zweck gründete eine Gruppe von Palliativfachkräften 2010 die «Deutsche Palliativstiftung», was wiederum den Deutschen Hospiz- und Palliativverband auf den Plan rief, der prompt 2011 die «Deutsche Hospiz- und Palliativstiftung» aus der Taufe hob. Da soll sich einer noch auskennen …

Diese Entwicklungen sind bedauerlich, denn sie führen dazu, dass Synergieeffekte zwischen Palliativmedizin und Hospizarbeit nicht optimal genutzt werden und es gelegentlich auch zu erheblichen Reibungsverlusten kommt. Bei näherem Hinschauen sind die Gemeinsamkeiten zwischen Hospizarbeit und Palliativmedizin ungleich höher zu bewerten als die Unterschiede. Letztlich sind es zwei Seiten einer Medaille: Die eine ist ohne die andere schlicht nicht existenzfähig. Als Oberbegriff für alle Aktivitäten in beiden Bereichen hat sich inzwischen der englische Ausdruck *Palliative Care* etabliert. Dieser Begriff gilt als nicht ins Deutsche übersetzbar (gelegentlich wird der etwas bürokratisch anmutende Ausdruck «Palliativversorgung» verwendet). Im englischen Wort *care* schwingt das Element der Fürsorge mit – eine wichtige Eigenschaft, die allerdings nicht allein der Palliativmedizin und Hospizarbeit vorbehalten sein sollte, sondern als Grundelement das gesamte Gesundheitswesen durchziehen müsste.

### *Die Gefahr der ethischen Überhöhung*

Wenn man die Berichterstattungen in den Medien verfolgt, könnte man manchmal meinen, dass in der Palliativ- und Hospizarbeit lauter selbstlose, aufopferungsbereite und uneigennützige Menschen ihren Dienst an den Sterbenden mit freudiger Hingabe verrichten. Die gute Nachricht: Solche Menschen gibt es in der Tat, insbesondere unter den ehrenamtlichen Hospizhelfern. Die schlechte: Neid, Eifersucht, Missgunst, Mobbing, Intrigen, Machtkämpfe mit harten Bandagen und Ähnliches sind in der professionellen Hospiz- und Palliativarbeit genauso häufig anzutreffen wie überall sonst. Das sollte nicht verwundern, denn die Hospiz- und Palliativwelt besteht genauso aus Menschen wie die übrige Berufswelt. Gelegentlich ist die Tendenz zu beobachten, die Hospiz- und Palliativarbeit als eine «ethisch besonders hochstehende Tätigkeit» gleichsam mit einer Art Heiligenschein zu versehen. Einigen Akteuren in diesem Bereich scheint dies gar nicht so unrecht zu sein. Das ist aber gefährlich: Wer sich auf einen «ethischen Sockel» heben lässt, der fällt meist irgendwann mit großem Krach herunter – Beispiele hierfür gibt es genug.

Die vielleicht größte Herausforderung für die Hospiz- und Palliativarbeit in den kommenden Jahren wird sein, den notwendigen Professionalisierungs- und Institutionalisierungsprozess zu verkraften, ohne die Ideale der Pionierzeit aufzugeben, und gleichzeitig eine erfrischende Nüchternheit und pathosfreie Selbstverständlichkeit in die eigene Arbeit und Präsenz einzubringen. Hierin liegt eine wichtige gemeinsame Aufgabe für die Hospizarbeit und die Palliativmedizin. Im Idealfall könnte es der Palliativmedizin langfristig gelingen, sozusagen als ein gutartiges «trojanisches Pferd» die Ziele der

Hospizbewegung in die gesamte Medizin einzubringen und damit die moderne Medizin patientennäher, multiprofessioneller, kommunikativer und reflektierter werden zu lassen. Das wird nicht einfach sein, denn es gibt erhebliche Widerstände seitens des Medizinsystems (siehe Kapitel 3 und nachfolgenden Abschnitt), aber gemeinsam ist es zu schaffen.

## Das Ringen um die Anerkennung der Palliativmedizin

Lange Zeit galt die Palliativmedizin in deutschen Krankenhäusern, insbesondere im universitären System, als «windelweiches», unwissenschaftliches Fach, bei dem es im Grunde nur darum gehe, den Sterbenden die Hand zu halten und etwas Morphin zu verschreiben. Dementsprechend schwer taten sich die Pioniere dieses Faches in der Anfangsphase der 1980er und 1990er Jahre. Ein erster Durchbruch gelang durch die Einrichtung des ersten deutschen Lehrstuhls für Palliativmedizin 1999 an der Universität Bonn. Dieser hatte aber einen kleinen Schönheitsfehler: Es handelte sich um einen Stiftungslehrstuhl aus Mitteln der Pharmaindustrie. Der zweite Lehrstuhl wurde erst sechs Jahre später in Aachen etabliert, wiederum mit Mitteln aus einer pharmanahen Stiftung. Was könnte die Pharmaindustrie dazu bewogen haben, die Palliativmedizin zu unterstützen? Eine Antwort darauf fällt leichter, wenn man sich die Entwicklung der Palliativmedizin in Deutschland seit der Jahrhundertwende etwas genauer anschaut.

### *Anästhesie oder Onkologie?*

In ganz Deutschland (und übrigens auch in anderen europäischen Ländern wie Italien oder Österreich) tobt seit Jahren ein Machtkampf um die Beherrschung des Fachs Palliativmedizin, der von der Öffentlichkeit weitgehend unbemerkt abläuft, aber große Gefahren für die Zukunft dieses Fachgebiets und damit für die Versorgung Schwerstkranker und Sterbender insgesamt birgt. Die beiden «Streithähne», welche die Kontrolle über die Palliativmedizin für sich reklamieren, sind mächtige Fächer: die Anästhesie und die Onkologie. Erstere begründet ihren Anspruch mit dem Hinweis auf die zentrale Rolle der Schmerztherapie in der Palliativmedizin, Letztere auf das Überwiegen von Krebspatienten in Palliativeinrichtungen.

Bei Lichte besehen, halten beide Ansprüche einer Überprüfung durch die Realität nicht stand: Zwar sind tatsächlich – aus vorwiegend historischen Gründen – über 90 Prozent der Patienten in deutschen Palliativstationen und Hospizen Krebspatienten, aber nur ein Viertel der Bevölkerung stirbt an Krebs. Die Palliativversorgung von Patienten mit unheilbaren Herz-, Lungen-, Leber- oder Nierenkrankheiten, um nur einige Beispiele zu nennen, liegt weltweit noch im Argen. Ebenso verhält es sich mit der Betreuung von Schwerstkranken mit neurologischen Erkrankungen und hochbetagten Demenzpatienten, die in Zukunft die größte Gruppe der Sterbenden darstellen werden. Die Palliativmedizin und die Hospizarbeit auch auf diese Patientengruppen auszudehnen, ist die wichtigste Aufgabe der kommenden Jahre. Sie würde aber naturgemäß fast unmöglich gemacht, wenn Palliativstationen nur innerhalb onkologischer Einrichtungen entstehen dürften.

Der Anspruch der Anästhesie wiederum beruht auf einer vermeintlichen Gleichsetzung von Palliativmedizin und Schmerztherapie. In der Tat wird in der Öffentlichkeit und in den Medien der Begriff «Palliativmedizin» oft vermieden und umschrieben mit «lindernder Medizin» oder gleich mit «Schmerztherapie für Sterbende». Wie wir aber in Kapitel 4 gesehen haben, ist Palliativmedizin weit mehr als nur Schmerztherapie. Die professionelle Arbeit auf einer Palliativstation teilt sich ungefähr zu gleichen Anteilen in die medizinisch-ärztliche Betreuung und die psychosoziale/spirituelle Begleitung auf. Innerhalb der rein medizinischen Symptomkontrolle macht die Schmerztherapie etwa ein Drittel aus. Die übrigen zwei Drittel betreffen die Behandlung internistischer und neuropsychiatrischer Symptome (siehe Kapitel 4b und Abbildung 10.2). Mithin beträgt der Anteil der Schmerztherapie innerhalb der gesamten Palliativbetreuung etwa ein Sechstel. Nicht «eingerechnet» ist hierbei die zentrale Rolle der Pflege bei der psychosozialen Betreuung. Jeder Versuch einer Gleichsetzung von Palliativmedizin und Schmerztherapie ist deshalb als realitätsfern zu betrachten.

Und doch wurde Anfang 2012 versucht, das Fach Palliativmedizin, das gerade eben Einzug in den Fächerkanon der Medizin gefunden hatte, in der geplanten Neufassung der ärztlichen Approbationsordnung umzubenennen in «Palliativ- und Schmerzmedizin». Dabei sind dies zwei grundverschiedene Fächer mit einer nur geringen Schnittmenge. Diese Änderung hätte die Vermittlung des multiprofessionellen und über das rein Medizinische hinausweisenden Ansatzes der Palliativbetreuung stark gefährdet. Das haben wiederum die Medizinstudierenden (siehe Kapitel 3) schnell erkannt und sich öffentlich für den Erhalt der Palliativmedizin als eigenständiges Lehrfach ausgesprochen. Mit viel Mühe konnte dieser erneute Angriff auf die Palliativmedizin im Mai 2012 im Bundesrat abgewehrt werden.

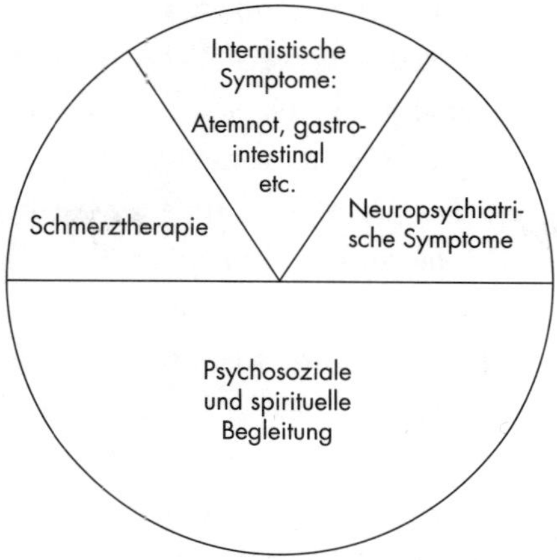


*Abbildung 10.2: Die Arbeitsverteilung in der Palliativbetreuung.*

## *Entwicklung der Palliativprofessuren in Deutschland*

Um die Problematik der Entwicklung der Palliativmedizin an deutschen Universitätskrankenhäusern zu verstehen, muss man wissen, dass es dort grundsätzlich zwei Arten von Professuren gibt: Lehrstühle, die in der Regel mit der Leitung einer selbständigen Klinik oder Abteilung einhergehen, und Professuren ohne Leitungsfunktion, die einem Lehrstuhlinhaber untergeordnet sind. Jedes neue Fachgebiet in der Medizingeschichte musste anfangs seine Eigenständigkeit gegen die alteingesessenen Fächer und die damit verbundenen Machtstrukturen durchsetzen (so durfte zum Beispiel vor etwa 100 Jahren der erste Lehrstuhlinhaber des neuen Faches Kinderheilkunde an der Berliner Charité nicht mit den anderen Ordinarien zu Mittag essen; der erste Lehrstuhlinhaber für Palliativmedizin in München durfte sich sein ärztliches Personal nicht selbst aussuchen, sondern bekam es von der Anästhesie und der Onkologie vorgesetzt).

Beim Fach Palliativmedizin äußerte sich diese Entwicklung folgendermaßen: Nach den ersten vier Lehrstühlen wurden in Deutschland überwiegend abhängige Professuren für Palliativmedizin eingerichtet, die zumeist onkologischen oder anästhesiologischen Lehrstühlen untergeordnet wurden – und das, obwohl der Stifter der meisten dieser Professuren, nämlich die Deutsche Krebshilfe, ausdrücklich eine Eigenständigkeit der von ihr finanzierten Professorenstellen gefordert hatte. Der Geschäftsführer der Deutschen Krebshilfe, die sich wie keine andere Institution um die Förderung der Palliativmedizin in Deutschland verdient gemacht hat, stellte ernüchtert fest: «Wir mussten erkennen, wie schwierig es ist, das noch relativ junge Fach ‹Palliativmedizin› in universitäre Strukturen zu integrieren. Leider müssen wir konstatieren, dass sich die Hochschullandschaft nach wie vor schwer damit tut, der Palliativmedizin die dringend notwendige Eigen- und Selbständigkeit zu geben.»[2]

### *Wem nützt das?*

Warum bemühen sich angestammte, große Fächer so sehr um die Beherrschung der «kleinen» Palliativmedizin? Warum hatte die Deutsche Gesellschaft für Palliativmedizin nach ihrem Gründungpräsidenten ausschließlich Anästhesisten an ihrer Spitze? Zum Verständnis scheinbar irrationaler Entwicklungen hilft oft die Nachfrage, wem diese nützen. Dabei fällt auf, dass die Gleichsetzung von Palliativmedizin und Schmerztherapie, die vor allem von anästhesiologischer Seite betrieben wird, eindeutige Vorteile für die pharmazeutische Industrie hat. Diese macht ihre Umsätze nun einmal nicht mit spiritueller Begleitung, sondern mit Schmerzmitteln. Damit keine Missverständnisse entstehen: Es ist das gute Recht pharmazeutischer Unternehmen, ihr Geld so zu investieren, wie es für das Geschäft förderlich ist. Eine andere Frage ist, wie sich die Ärzteschaft und die Universitäten, als Anwälte der Interessen der Patienten und der freien Wissenschaft, dazu verhalten sollten.

## *Gefahr und Hoffnung für die Zukunft*

Die große Gefahr für das Fach Palliativmedizin in Deutschland ist die einer «Zwangs-Wiedereingliederung» in das alte Medizinsystem, welche die wichtigste Errungenschaft des Fachgebiets, nämlich die Öffnung zu anderen Berufsgruppen und Disziplinen auch und gerade außerhalb der Medizin (insbesondere den Geistes- und Sozialwissenschaften), zunichtemachen könnte. Demgegenüber stehen aber unverändert der große Zuspruch aus Bevölkerung und Politik und neuerdings ein erstarktes Interesse der Hausärzte an der Versorgung Schwerstkranker und Sterbender. Das ist ermutigend, denn das Fach, mit welchem die Palliativmedizin die größte Schnittmenge besitzt, ist nicht die Anästhesiologie oder die Onkologie, sondern die Allgemeinmedizin. Im Grunde ist Palliativmedizin nichts anderes als *hochspezialisierte Allgemeinmedizin am Lebensende.* Bezeichnenderweise hat es die Allgemeinmedizin an deutschen Universitäten trotz ihrer unzweifelhaften Bedeutung für das Gesundheitssystem genauso schwer wie die Palliativmedizin.

Eine weitere spannende Verbindung ist die zwischen Palliativmedizin und Psychosomatik – das sind die zwei Fächer in der Medizin, welche die ganzheitliche Sicht auf die Leib-Seele-Einheit am stärksten thematisieren. Diese Verbindung

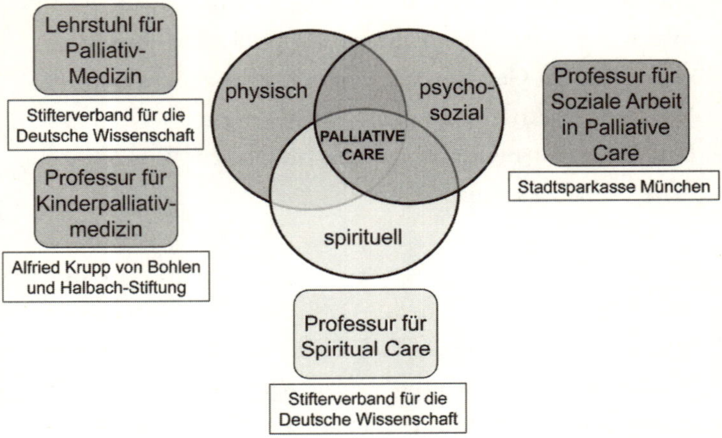


*Abbildung 10.3: Das multiprofessionelle Stiftungsprofessuren-Netzwerk Palliative Care an der Universität München (unter Angabe des jeweiligen Stifters).*

ist bisher nur an der Technischen Universität München realisiert worden. An der Ludwig-Maximilians-Universität München wiederum ist es in den letzten Jahren trotz äußerst widriger Umstände gelungen, ein multiprofessionelles Stiftungsprofessuren-Netzwerk für den Bereich Palliative Care einzurichten (Abb. 10.3). Dieses Netzwerk bildet zum ersten Mal weltweit die Definition der Palliativmedizin durch die Weltgesundheitsorganisation (welche die physischen, die psychosozialen und die spirituellen Probleme am Lebensende umfasst, siehe Kapitel 4) akademisch ab.[3] Auch wenn der Erhalt dieses Netzwerks derzeit stark gefährdet erscheint, so gibt doch die Tatsache, dass es überhaupt etabliert werden konnte, Anlass zu vorsichtiger Hoffnung für die Zukunft.

## 11
## Leben im Angesicht des Todes: Das Geschenk der Palliativmedizin

Palliativmediziner werden oft gefragt, wie sie ihren Beruf aushalten, bei so viel Kontakt mit Leiden und Tod. Nicht selten schwingt in dieser Frage echtes Mitgefühl für die scheinbar so belastende Arbeit mit. Dabei ist das Gegenteil der Fall: Die Arbeit in der Palliativmedizin und Sterbebegleitung ist ein großes Geschenk. Eine Untersuchung unseres Psychotherapeuten Dr. Martin Fegg und seiner Mitarbeiter konnte dementsprechend keine Unterschiede in der Lebensqualität zwischen Pflegenden auf einer Palliativstation und einer Wöchnerinnen-Station feststellen, obwohl Letztere als einer der angenehmsten Arbeitsplätze in der Medizin gilt.[1]

Wenn mir diese Frage gestellt wird, weise ich zunächst darauf hin, welche unschätzbaren Vorteile der Beruf des Palliativmediziners im sozialen Kontext besitzt: Gab ich früher bei gesellschaftlichen Anlässen meinen Beruf wahrheitsgemäß als Neurologe an, kam sofort die Nachfrage: «Ach so, Neurologe, das ist gut, da könnten Sie mir vielleicht helfen, ich habe seit Jahren eine schlimme Migräne, und meine Frau plagt der Ischias ...» Seitdem ich allerdings als Beruf «Palliativmediziner» angebe, fragen die meisten zunächst nach, was das genau sei, und wechseln dann ganz schnell das Thema – und der Abend ist gerettet.

Betrachtet man die Frage aber etwas ernsthafter, so hat sie durchaus ihre Berechtigung. Die Forschung im Bereich der

Salutogenese (ein neuer Forschungszweig in der Psychologie, der sich mit der Untersuchung gesundheitsfördernder Faktoren beschäftigt) hat gezeigt, dass dieselben Faktoren für manche Menschen zur großen Belastung und für andere zur großen Bereicherung werden können, je nach Vorerfahrungen und Einstellung. Zu diesen Faktoren gehört auch die Beschäftigung mit Tod und Sterben, nicht nur im beruflichen Kontext. Wie können wir damit so umgehen, dass die Belastung verringert und die Chance einer positiven Wirkung maximiert wird?

Es ist zunächst hilfreich, sich ganz bewusst der Tatsache zu stellen, dass nur zwei Dinge im Leben sicher sind: Erstens, wir werden alle sterben. Zweitens, wir wissen nicht, wann. Zur Frage, wie man mit diesen zwei unumstößlichen Gewissheiten umgehen sollte, hat schon vor langer Zeit, ungefähr im Jahr 49 nach Christus, der römische Philosoph Seneca eine Schrift verfasst, die passenderweise *De brevitate vitae* («Von der Kürze des Lebens») betitelt ist. Er schreibt darin:

> «Könnte man sich die Zahl der noch zur Verfügung stehenden Lebensjahre so wie die Zahl der vergangenen vor Augen führen, wie würden jene Menschen geängstigt, die nur wenige Jahre vor sich sehen, wie schonend würden sie mit diesen Jahren umgehen. Eine bestimmte, noch so kurze Zeitspanne kann man leicht einteilen. Mit erhöhter Sorgfalt muss man etwas hüten, von dem man nicht weiß, wann es zu Ende geht.»

Dieses Bewusstsein um die eigene Endlichkeit ist das große Geschenk, das allen in der Palliativ- und Hospizarbeit Tätigen zur Verfügung steht. Der entscheidende Vorteil unserer Arbeit ist, dass wir die einmalige Chance haben, von unseren sterbenden Patienten das Leben zu lernen. Das betrifft natürlich nicht nur Ärzte, sondern alle Beteiligten: Pflegende, Ehrenamtliche, Sozialarbeiter, Therapeuten oder Seelsorger. Der ehemalige Leiter der evangelischen Seelsorge am Klinikum der Universität München, Pfarrer Peter Frör, hielt einmal einen Vortrag mit dem Titel «Du stirbst, und ich lebe? An der Grenze des Lebens leben lernen». Er zitierte darin einen Satz aus einem arabischen Gedicht: *«Die Menschen schlafen, solange sie leben. Erst wenn sie sterben, erwachen sie.»* Pfarrer Frör fügte hinzu: «Sterbende, die ihr Erwachen zulassen, nehmen uns mit hinein in eine Welt, in der eine andere Wachheit herrscht, als wir sie sonst kennen.» Und weiter sagt er: «Ich lerne etwas von der Dringlichkeit der Zeit. Es ist nicht mehr viel Zeit. Der Wert dessen, was jetzt ist, was jetzt möglich ist und jetzt gerade geschieht, wird dafür umso wichtiger.»

Herr M., der meditierende ALS-Patient aus Kapitel 5, war in dieser Hinsicht einer meiner wichtigsten Lehrer. Er hat mir gezeigt, dass wir wirklich, wie der hl. Ignatius von Loyola in seinen *Geistlichen Übungen* sagt, «von unserer Seite Gesundheit nicht mehr als Krankheit begehren» sollten, weil wir nicht wissen können, was für uns besser ist, was uns eher hilft, an das Ziel unseres Lebens zu kommen. Für mich war dies auch ein Schlüsselerlebnis, um einen Perspektivwechsel durchzuführen: Wir sollten uns als gesunde Ärzte oder Pflegende davor hüten, die «armen, alten, kranken Patienten» etwas von oben herab zu bemitleiden. Denn wir wissen nicht, ob es sich nicht in Wahrheit genau andersherum verhält und wir die Bemitleidenswerten sind – diejenigen, die die Hilfe der Patienten noch viel nötiger haben als diese die unsere.

Die Begründerin der Palliativmedizin, die englische Ärztin, Sozialarbeiterin und Krankenschwester Dame Cicely Saunders (siehe Kapitel 4a und 10), sagte einmal: «Es ist nicht das Schlimmste für einen Menschen, festzustellen, dass er gelebt hat und jetzt sterben muss; das Schlimmste ist, festzustellen, dass man nicht gelebt hat und jetzt sterben muss.» Etwas Ähnliches, nur charakteristischerweise noch pessimistischer gefärbt, sagte der Philosoph Arthur Schopenhauer: «Es werden die meisten, wenn sie am Ende zurückblicken, finden, dass sie ihr ganzes Leben hindurch ad interim gelebt haben, und verwundert sein zu sehen, dass das, was sie so ungeachtet vorübergehen ließen, eben ihr Leben war, in dessen Erwartung sie lebten. Und so ist denn der Lebenslauf des Menschen in der Regel dieser, dass er, von der Hoffnung genarrt, dem Tode in die Arme tanzt.»[2]

Woher nehmen wir eigentlich die Gewissheit, dass Sterbende gute Lehrer für das Leben sind? Ist es nur die persönliche Erfahrung? Interessanterweise gibt es inzwischen gute wissenschaftliche Belege dafür, dass schwerkranke und sterbende Menschen besser wissen als Gesunde, worum es im Leben wirklich geht. Das geht unter anderem aus Untersuchungen über die Lebensqualität von Patienten und Gesunden hervor, die eine sogenannte «patientengenerierte Methode» verwenden. Bei dieser Methode werden die Patienten selbst gefragt, welche Lebensbereiche denn am wichtigsten für ihre Lebensqualität sind. Sie können dabei ganz frei wählen, ohne jede Vorgabe. Wir haben dieses Verfahren bei ALS-Patienten angewendet, deren Lebenserwartung bei ca. zwei Jahren lag. Es stellte sich – nicht ganz überraschend – heraus, dass die zwei wichtigsten Bereiche für die Lebensqualität dieser Patienten die Gesundheit und die Familie sind. Überraschender war indes die Tatsache, dass 100 Prozent der Befragten die Familie als lebensqualitätsrelevanten Bereich angaben, aber nur

53 Prozent die Gesundheit. Und diejenigen, welche die Gesundheit nicht nannten, hatten eine bessere Lebensqualität.

Bei dieser Methode kann man auch mittels eines etwas komplizierten Verfahrens die Zuverlässigkeit und Gültigkeit der Antworten messen. Diese Untersuchung wurde bei sehr vielen Patientengruppen und gesunden Personen durchgeführt, und bei weitem die höchste Zuverlässigkeit und Gültigkeit der Antworten fand sich bei Palliativpatienten und bei ALS-Patienten. Diese schwerstkranken Menschen wissen also nachweislich besser als Gesunde Bescheid, was ihre Prioritäten im Leben sind. Man könnte vermuten, dies komme daher, dass sie gelernt haben – lernen mussten –, im Angesicht des Todes zu leben. Entsprechend zeigen viele Untersuchungen aus den letzten Jahren, dass die vom Patienten selbst definierte Lebensqualität nicht von der physischen Funktionsfähigkeit abhängt.[3]

Zu diesem Befund passen ebenfalls die in Kapitel 4d erwähnten Daten aus der Untersuchung von Martin Fegg über die Wertvorstellungen Sterbender, die eine eindrucksvolle Verschiebung hin zum Altruismus aufweisen. Die «Belohnung» dafür ist eine höhere Lebensqualität trotz schwerster Erkrankung und begrenzter Lebenserwartung. Hier merken wir: Im Angesicht des Todes erkennen die Menschen, worauf es wirklich ankommt. Und die Frage drängt sich auf: Was können wir tun, um diese Erkenntnis für uns selbst zu erreichen, bevor es ans Sterben geht?

Ein weiser Mann riet in diesem Zusammenhang dazu, die kleinen und großen Wunder an uns heranzulassen, die uns täglich und stündlich begegnen. Dazu möchte ich Ihnen eine Geschichte erzählen, die aus unserer Arbeit in der Kinderpalliativmedizin stammt.

Es geht um einen vierzehnjährigen Jungen mit Namen Jascha, der von Geburt an herzkrank ist und mehrere schwere Operationen hinter sich hat. Einen Großteil seines Lebens hat er in Krankenhäusern verbracht. Jetzt steht die größte Operation an. Die Chancen, dass er diese Operation und ihre Folgen überlebt, werden mit etwa einem Drittel angegeben (und Ärzte neigen im Allgemeinen bei solchen Prognosen eher zum Überoptimismus). Die Eltern werden von den Herzchirurgen unter Druck gesetzt, der Operation in jedem Fall zuzustimmen, ansonsten würde ihnen das Sorgerecht entzogen. Vater und Mutter sind gespalten und verzweifelt. Als wir zu Rate gezogen werden, erscheint die Situation verfahren. Nur eine Sache ist nicht passiert: Keiner hatte bis dahin das Kind selbst nach seinen Wünschen gefragt. Jascha war wegen seiner angeborenen Krankheit kleinwüchsig, etwa so groß wie ein Zehnjähriger, was noch mehr dazu führte, dass man ihn schützen und in bester Absicht von der Diskussion fernhalten wollte. Aber eben durch diese Krankheit und die ständige Konfrontation mit dem möglichen Tod war er, wie viele schwerkranke Kinder, unglaublich vorgereift. Er war wirklich ein kleines Wunder. Ich bat Jascha zu uns in die Runde, erzählte ihm, wie die Situation nach Einschätzung seiner Ärzte aussah, nämlich dass die Chancen 2 zu 1 gegen ihn standen, und fragte ihn nach seinen Wünschen. Wie sich herausstellte, hatte Jascha schon viel mehr über seine Situation mitbekommen, als den Anwesenden bewusst war (das, so habe ich inzwischen gelernt, ist eine allgemeingültige Regel, wenn es um Kinder in der Palliativmedizin geht, sei es als Patienten oder als Angehörige – immer wissen sie viel mehr, als die Erwachsenen vermuten). Jascha erzählte in seiner ruhigen, eindringlichen Art, dass er anfangs gegen die Operation gewesen sei, weil er schon so viel durchlitten hatte, aber in den letzten

Tagen hatte er sich mit seiner älteren Schwester länger darüber unterhalten (was auch keiner wusste) und sich entschieden, für seine Schwester und seine Eltern in die Operation einzuwilligen.

Ich weiß nicht, ob es etwas mit dem Gespräch und der wirklichen Freiwilligkeit der Entscheidung zu tun hatte oder nicht – Tatsache ist, Jascha hat die Operation und alle Komplikationen überstanden, er lebt heute, mehrere Jahre nach der Operation, zu Hause, und es geht ihm gut.

Die Begegnung mit den kleinen und großen Wundern des Lebens ist kein exklusives Privileg der im Bereich Palliativmedizin und Hospizarbeit Tätigen. Sie ist in dieser Arbeit nur manchmal etwas augenfälliger. Außerdem werden wir dabei stets unmissverständlich auf unsere eigene Endlichkeit hingewiesen. Das ist nicht immer angenehm. Es hilft aber ungemein, um die kleinen und großen Wirrnisse und Unannehmlichkeiten des Lebens, die eigenen menschlichen Schwächen und das, was wir bei den anderen für solche halten, eine Spur gelassener zu ertragen. Wenn wir ganz viel Glück haben, können wir es schaffen, unsere Prioritäten ein Stück weit nach dem Vorbild der Sterbenden zu ändern und damit unsere eigene Lebensqualität und auch unseren subjektiv empfundenen Lebenssinn deutlich zu erhöhen. Dafür kann man nur täglich dankbar sein.

## Schlussbemerkung

Mit der Entwicklung des Fachgebiets Palliativmedizin ist in der modernen Medizin in mehrfacher Hinsicht ein Perspektivwechsel eingeleitet worden: von einer organzentrierten, technokratischen zu einer menschenorientierten, ganzheitlichen Medizin, die auch den psychosozialen und spirituellen Bereich aktiv in die Betreuung einbaut. Die Sinnhaftigkeit dieses Ansatzes steht zwar für alle in der Palliativbetreuung Tätigen außer Frage, trifft aber in der Praxis auf beachtliche Widerstände. Diese kommen einerseits vom «klassischen» Medizinsystem, das die Bedeutung der klinischen und wissenschaftlichen Beschäftigung mit Fragen der psychosozialen Begleitung oder gar der Spiritualität in der Medizin grundsätzlich in Frage stellt; andererseits ist auch bei den Pflegenden, Sozialarbeitern, Psychologen und Seelsorgern ein gewisses Unbehagen bei der Vorstellung zu spüren, sich von der alleinigen Deutungs- und Handlungshoheit ihrer jeweiligen «angestammten» Gebiete verabschieden zu müssen.

Gerade hierin liegt jedoch eine große Chance für alle Beteiligten, nämlich die Möglichkeit, unter Anerkennung der Besonderheit (und damit auch notwendigerweise Beschränktheit) der jeweiligen Fachperspektive mit allen anderen Disziplinen in einen fruchtbaren Austausch einzutreten – dabei immer orientiert an den Sorgen, Bedürfnissen und Ressourcen der Menschen, die sich uns in der Krankheitssituation anvertrauen. Im Idealfall kann dieser Austausch zu einer Horizontverschmelzung führen, die es dem Team erlaubt, für den jeweiligen Menschen mitsamt seinem sozialen Umfeld die angemessene Form der Begleitung zu erspüren. Die psychosoziale und spirituelle Dimension stellt dabei jenen Mehrwert dar, der den Unterschied zwischen «Cure» (gesund machen) und «Care» (liebevoll betreuen) ausmacht.

Herr R., ein 55-jähriger Patient mit ALS, hatte mit uns und seiner Frau seine Patientenverfügung schon zwei Stunden lang besprochen. Seine Krankheit war weit fortgeschritten, er konnte fast nicht mehr sprechen, und seine Atmung war deutlich eingeschränkt. Er lehnte einen Luftröhrenschnitt ab und wünschte die Gabe von Morphin in der Sterbephase, die er nahen fühlte. Am Ende des Gespräches fragte ich ihn, ob er noch weitere Fragen habe. Er sagte dann, etwas unerwartet: «Herr Doktor, wann werde ich wieder gesund sein?» Es dauerte eine Weile, bevor ich antworten konnte: «Die Medizin kann Ihnen heute Ihre Erkrankung nicht wegnehmen oder aufhalten. Aber wenn Sie realisieren können, dass Ihre wichtigsten Fähigkeiten als Mensch, Ihre Persönlichkeit, Ihre Gefühle, Ihr Intellekt, Ihr Gedächtnis, Ihre Fähigkeit, zu lieben und geliebt zu werden, von dieser Krankheit nicht eingeschränkt werden, weder jetzt noch in der Zukunft, dann werden Sie einen wichtigen Schritt in Richtung Heilung gemacht haben.» Herr R. lächelte zufrieden und sagte: «Dann bin ich jetzt schon geheilt, Herr Doktor.» Er starb friedlich im Schlaf einige Tage später zu Hause.

Die Hoffnung auf ein ewiges Leben ist – zumindest hier auf Erden – nicht realisierbar. Aber die Hoffnung auf ein menschenwürdiges Lebensende unter guter Betreuung wird für immer mehr Menschen Realität. Dazu bedarf es der Mitarbeit aller: der Professionellen und der Ehrenamtlichen, der vielen verschiedenen Berufsgruppen, der Angehörigen und der Patienten. Dann kann es tatsächlich möglich sein, gute Voraussetzungen für jenes Ziel zu schaffen, das Rainer Maria Rilke unvergleichlich formuliert hat:

O Herr, gib jedem seinen eignen Tod.
Das Sterben, das aus jenem Leben geht,
darin er Liebe hatte, Sinn und Not.[4]

# Danksagung

Danke zu sagen, ist eine wunderschöne und zugleich heikle Aufgabe: Man möchte niemanden vergessen (und tut es in der Regel doch), möchte in Worte fassen, was aus dem Herzen kommt (was schwer geht), und möchte am liebsten jedem und jeder Einzelnen gerecht werden (was gar nicht geht).

Der erste große Dank geht an meine Frau Christiane. Sie hat, gemeinsam mit unserer Tochter Sara, über viele Jahre an meiner Seite die Erfolge und Rückschläge im Ringen um die Etablierung der Palliativmedizin miterlebt. Sie hat mich immer unterstützt, auch in schweren Zeiten, und sie hat wesentliche Anregungen und Formulierungen zur Endredaktion dieses Buches beigetragen, das ohne sie sicher nie erschienen wäre.

Ein großer Dank geht ebenfalls an meine Kolleginnen und Kollegen, die meine Arbeit über die Jahre begleitet und wichtige Beiträge zur palliativmedizinischen Forschung und Lehre geleistet haben. Für die vielen Stunden gemeinsamer kreativer Arbeit, für Freundschaft und Loyalität auch unter äußerst widrigen Bedingungen und nicht zuletzt für viele wichtige Kommentare zu einzelnen Kapiteln und zum Buchkonzept möchte ich mich von ganzem Herzen bedanken bei Johanna Anneser, Martin Fegg, Eckhard Frick, Monika Führer, Ralf Jox, Gertrud Krauß, Traugott Roser, Maria Wasner und Andrea Winkler.

Danken möchte ich auch all denjenigen wunderbaren Menschen, von denen ich Geist und Grundlagen der Palliative Care lernen durfte. In Hochachtung und Respekt verneige ich mich vor Cicely Saunders, die ich kurz persönlich kennenlernen durfte, vor meinem Lehrer und Freund Balfour Mount, vor Derek Doyle, Ilora Finlay, Kathy Foley, Bill Breitbart, Loring Conant, Gustava Everding, Peter Frör, Marina Kojer, Heinz Pichlmaier, Christine Longaker, Beppino Englaro, Susan Block und Andy Billings.

Ein solches Buch wäre nicht möglich ohne den Austausch mit Vertretern unterschiedlichster Disziplinen, die ihre je eigene Perspektive einbringen. Für anregenden Gedankenaustausch und fruchtbare Diskussionen danke ich ganz besonders meinem Freund Armin Nassehi, dem Münchner Kompetenzzentrum Ethik mit seinem Gründungssprecher Willi Vossenkuhl und den Vorstandsmitgliedern Friedrich Wilhelm Graf,

Benedikt Grothe, Konrad Hilpert und Ulrich Schroth sowie ganz vielen Freunden und Kollegen aus den unterschiedlichsten Fachbereichen, von denen hier nur einige stellvertretend genannt werden können: Susanne Breit-Keßler, Stefan Bauberger, Jürgen Bickhardt, Wolfgang Eisenmenger, Egon Endres, Hans Förstl, Andreas Heller, Peter Henningsen, Peter Herschbach, Hans-Joachim Heßler, Wendy Johnston, Klaus Kutzer, Christoph Meier, Ciaran O'Boyle, David Oliver, Wolfgang Putz, Fritz Stiefel, Imke Strohscheer, Oliver Tolmein, Matthias Volkenandt, Urban Wiesing ...

Unsere Arbeit in der Palliativmedizin in Klinik, Lehre und Forschung wäre ohne die Unterstützung großzügiger Gönner und Förderer nicht möglich gewesen. Ein tief empfundener Dank geht, stellvertretend für viele Unterstützer, an meinen langjährigen Freund Thomas Barth sowie an Berthold Beitz, Familie Brenninkmeyer, Landesbischof Johannes Friedrich, Alois Glück, Harald Strötgen und Friedrich Kardinal Wetter.

Dem Verlag C. H. Beck sei für die Initiative zu diesem Buch und die große Unterstützung herzlich gedankt. Ganz besonderer Dank gebührt meinem Lektor Stefan Bollmann, der mit liebevoller Hartnäckigkeit und Engelsgeduld dieses Projekt erst aus der Taufe gehoben und dann bis zum letzten Detail der Fertigstellung begleitet hat. Auch ohne ihn, so viel steht fest, wäre dieses Buch nicht denkbar.

Für hilfreiche Kommentare und Textkorrekturen danke ich Angelika von der Lahr, Tadashi Makabe, Anja Malanowski, Georg Nollert, Thomas Sitte und Angelika Westrich.

Der größte Dank geht an alle meine Patienten und ihre Familien, die mir über die Jahre beigebracht haben, was es wirklich bedeutet, ein Arzt zu sein, und die mir durch die Möglichkeit der Begleitung ihres Sterbens die Augen für die Kostbarkeit des Lebens ein wenig geöffnet haben. Ihnen ist dieses Buch gewidmet in der Hoffnung, dass das, was ich von ihnen gelernt habe, mittels dieses Buches für andere Menschen von Nutzen sein möge.

## Anmerkungen

### 1 Was wissen wir über das Sterben?

1 Der besseren Lesbarkeit halber wird in diesem Buch meist nur die männliche Form verwendet. Die weibliche Form ist selbstverständlich immer mit eingeschlossen.

2 Hanns-Bruno Kammertöns und Stephan Lebert: «Ich hasse den Tod». Interview mit Prof. Bruno Reichart. Die Zeit, Nr. 24, 7.6.2007.

3 Payne LM: «Guérir quelquefois, Soulager souvent, Consoler toujours». British Medical Journal 1967, Bd. 4, S. 47–48.

### 2 Das Lebensende: Wunsch und Wirklichkeit

1 Eine Statistik von 2007 sieht Deutschland mit 8,33 Geburten pro 1000 Einwohnern an vorletzter Stelle (223. Platz von 224 Nationen weltweit), untertroffen nur noch von Hongkong. Das angeblich so kinderfreundliche Italien liegt mit 8,72/1000 nur zwei Plätze höher. Im Vergleich dazu hat Frankreich mit 12,15/1000 eine fast 50 Prozent höhere Geburtenrate und damit voraussichtlich eine bessere Zukunft vor sich. (Quelle: http://www.welt-in-zahlen.de/laendervergleich.phtml?indicator=30)

2 Laut einem Bericht aus dem Jahr 2010 der englischen Zeitschrift *The Economist* über die Qualität der Sterbebegleitung liegt Deutschland immerhin auf Platz 8 weltweit, hinter Belgien, Österreich und den Niederlanden, aber vor den USA und Kanada. Die Commonwealth-Länder Großbritannien, Australien und Neuseeland belegen die ersten drei Plätze (Quelle: www.qualityofdeath.org).

### 3 Strukturen der Sterbebegleitung

1 Familienarzt; die Allgemeinmedizin heißt in England entsprechend *family medicine*.

2 Vyhnalek B, Heilmeier B, Borasio GD: Ein Jahr Spezialisierte Ambulante Palliativversorgung (SAPV) im städtischen Ballungsraum. MMW-Fortschritte der Medizin, Juni 2011, Originalien Nr. II/2011 (153.Jg.), S. 41–46.

3 Die Leistungen der SAPV sind auf Palliativpatienten mit einer besonders hohen Komplexität der Betreuung beschränkt. Alle übrigen Patienten müssen von den Haus- und Fachärzten versorgt werden.

4 Im Internet unter: www.stmug.bayern.de/gesundheit/krankenhaus/palliativstationen/pall_fachp.htm

5 «Im Übrigen meine ich, dass Palliativmedizin zu lehren ist», eine Abwandlung des berühmten Spruchs «Ceterum censeo Carthaginem esse delendam» (Im Übrigen meine ich, dass Karthago zu zerstören ist), mit dem Cato der Ältere die römischen Senatoren so lange nervte, bis diese schließlich den Punischen Kriegen zustimmten – und Catos Ziel tatsächlich erreicht wurde. Da sage noch einer, man könne aus der Geschichte nichts lernen …

6 Medizinischer Fakultätentag der Bundesrepublik Deutschland, Pressemitteilung vom 4. Juni 2009.

7 Bundesvereinigung der Medizinstudierenden in Deutschland (bvmd), Pressemitteilung vom 15. Juni 2009.

**4 Was brauchen die Menschen am Lebensende?**

1 World Health Organization. National Cancer Control Programmes: policies and managerial guidelines. WHO, Genf 2002, S. 83–91.

2 Anonyma: «Bitte um die Würde eines Schnitzels». Deutsches Ärzteblatt 2008, Jg. 105, Heft 47, S. A2545–A2546.

3 Søren Kierkegaard: Synspunkter for min Forfatter Virksomhet (Der Gesichtspunkt für meine Wirksamkeit als Schriftsteller). In: S. K.: Die Schriften über sich selbst. Regensburg: Eugen Diederichs 1951, S. 38–39.

4 Murphy DJ, Burrows D, Santilli S, Kemp AW, Tenner S, Kreling B, Teno J: The influence of the probability of survival on patients' preferences regarding cardiopulmonary resuscitation. New England Journal of Medicine 1994, Bd. 330, Heft 8, S. 545–549.

5 Naomi Feil, Vicki de Klerk-Rubin: Validation. Ein Weg zum Verständnis verwirrter alter Menschen. München: Reinhardt-Verlag 2010.

6 Thomas Kammerer (Hrsg.): Traumland Intensivstation: Veränderte Bewusstseinszustände und Koma – interdisziplinäre Expeditionen. Books on Demand, 2006.

7 Derek Doyle: The Platform Ticket. Memories and Musings of a Hospice Doctor. Edinburgh: Pentland Press 1999.

8 Memento, Gedicht von Masha Kaléko. In: M. K.: Verse für Zeitgenossen, hrsg. von Gisela Zoch-Westphal. Reinbek: Rowohlt 1980.

9 Oliver Tolmein: Keiner stirbt für sich allein. München: C. Bertelsmann 2006.

10 J. William Worden: Grief Counselling and Grief Therapy. New York: Springer 2008.

11 Fegg MJ, Wasner M, Neudert C, Borasio GD: Personal values and individual quality of life in palliative care patients. Journal of Pain and Symptom Management 2005, Bd. 30, S. 154–159.

12 Neudert C, Wasner M, Borasio GD: Individual quality of life is not correlated with health-related quality of life or physical function in pa-

tients with amyotrophic lateral sclerosis. Journal of Palliative Medicine 2004, Bd. 7, S. 551–557.

13 Modifiziert nach: Fegg MJ, Kramer M, Bausewein C, Borasio GD: Meaning in Life in the Federal Republic of Germany: results of a representative survey with the Schedule for Meaning in Life Evaluation (SMiLE). Health and Quality of Life Outcomes 2007, Bd. 5, S. 59.

14 Frick E, Roser T (Hrsg.): Spiritualität und Medizin. Gemeinsame Sorge um den kranken Menschen. Münchner Reihe Palliative Care, Bd. 4. Stuttgart: Kohlhammer 2009.

15 Chochinov HM, Kristjanson LJ, Breitbart W, McClement S, Hack TF, Hassard T, Harlos M: Effect of dignity therapy on distress and end-of-life experience in terminally ill patients: a randomised controlled trial. Lancet Oncology 2011, Bd. 12, Heft 8, S. 753–762.

16 Roser T, Hagen T, Forster C, Borasio GD: Einblicke in die spirituelle Begleitung am Lebensende. Empirische Erhebung in Hospiz und Palliativbereich. Zeitschrift für Palliativmedizin 2010, Bd. 11, S. 130–132.

17 Wasner M, Longaker C, Fegg MJ, Borasio GD: Effects of spiritual care training for palliative care professionals. Palliative Medicine 2005, Bd. 19, S. 99–104.

18 Bayerisch für: «Sie brauchen heute nicht zu kommen, der Herr Pfarrer war schon da.»

19 Als Anregung dazu kann das Buch von Christine Longaker empfohlen werden: «Dem Tod begegnen und Hoffnung finden», München: Piper 2009.

**5 Meditation und schwere Krankheit**

1 «Mit all deiner Wissenschaft kannst du sagen, wie es ist und woher es ist, dass Licht in die Seele kommt?» Henry David Thoreau: The Journal of Henry David Thoreau 1837–1861. New York Review Books Classics 2009, S. 60.

2 Mitch Albom: Dienstags bei Morrie. Die Lehre eines Lebens. München: Goldmann 2002.

3 Jon Kabat-Zinn: Gesund durch Meditation. München: Knaur 2011.

4 Sogyal Rinpoche: Das tibetische Buch vom Leben und vom Sterben. München: Knaur 2010.

5 Philip Simmons: Learning to Fall. The Blessings of an Imperfect Life. New York: Bantam 2003.

6 Dieses Kapitel basiert auf einen Beitrag des Verfassers zum Buch: Amyotrophic Lateral Sclerosis: A guide for patients and families, Mitsumoto H (Hrsg.), New York: Demos Medical Publishers 2009, S. 291–296.

**6 Verhungern und verdursten? Ernährung und Flüssigkeit am Lebensende und bei Patienten mit Demenz oder Wachkoma**

1 Bundesärztekammer: Grundsätze der Bundesärztekammer zur ärztlichen Sterbebegleitung. Deutsches Ärzteblatt 2004, Jg. 101, S. A1298 ff., sowie 2011, Jg. 108, S. A346 ff.

2 Zum Beispiel bei Krebspatienten durch die Verringerung des Ödems um Tumore und Metastasen und die damit verbundene Verringerung des schmerzverursachenden Drucks auf das umliegende Gewebe.

3 Pasman HR, Onwuteaka-Philipsen BD, Kriegsman DM et al.: Discomfort in nursing home patients with severe dementia in whom artificial nutrition and hydration is forgone. Archives of Internal Medicine 2005, Bd. 165, Heft 15, S. 1729–1735.

4 Ganzini L, Goy ER, Miller LL et al.: Nurses' experiences with hospice patients who refuse food and fluids to hasten death. New England Journal of Medicine Bd. 349, Heft 4, S. 359–365.

5 Sampson EL, Candy B, Jones L: Enteral tube feeding for older people with advanced dementia. Cochrane Database of Systematic Reviews 2009, 15. April, Bd. 2, CD007209.

6 Volicer L: Dementias. In: Voltz R, Bernat J, Borasio GD et al. (Hrsg.): Palliative Care in Neurology. Oxford University Press 2004, S. 59–67.

7 Bayerisches Sozialministerium (Hrsg.): Leitfaden «Künstliche Ernährung und Flüssigkeitsversorgung», im Internet unter www.arbeitsministerium.bayern.de/pflege/pflegeausschuss/leitfaden.htm

8 Jox R, Kühlmeyer K, Borasio GD (Hrsg.): Leben im Koma. Münchner Reihe Palliative Care, Bd. 6. Stuttgart: Kohlhammer 2011.

9 Bundesärztekammer (2010), Statement von Prof. Dr. Jörg-Dietrich Hoppe, Präsident der Bundesärztekammer, zum Urteil des BGH zur Sterbehilfe. Berlin, 25. Juni 2010 (www.baek.de/page.asp?his=3.75.77.8646).

10 Allerdings enthalten die neuen Grundsätze der Bundesärztekammer zur Sterbebegleitung vom Februar 2011 (Deutsches Ärzteblatt, Jg. 108, Heft 7, S. 346–348), im Gegensatz zur Version von 2004, bezüglich Wachkoma-Patienten nicht mehr den Satz «Lebenserhaltende Therapie einschließlich künstlicher Ernährung ist daher … grundsätzlich geboten», sondern «Art und Ausmaß ihrer Behandlung sind gemäß der medizinischen Indikation vom Arzt zu verantworten; eine anhaltende Bewusstseinsbeeinträchtigung allein rechtfertigt nicht den Verzicht auf lebenserhaltende Maßnahmen.» Dies kann – trotz des einschränkenden Nachsatzes – als erster Schritt in Richtung der Anerkennung eines individuellen Spielraums des behandelnden Arztes bei der Indikationsstellung für lebensverlängernde Maßnahmen bei Wachkoma-Patienten betrachtet werden.

11 Borasio GD: Patientenverfügungen und Entscheidungen am Lebensende aus ärztlicher Sicht. Zur Debatte 2009, Heft 4, S. 45–47.
Marco Tarquinio, «Non morta, ma uccisa» (Nicht gestorben, sondern getötet), Leitartikel, L'Avvenire vom 10.2.2009.

**7 Die häufigsten Probleme am Lebensende (und wie man sich davor schützt)**

1 Für so gut wie alle wichtigen Krankheitsbilder gibt es in Deutschland mittlerweile sogenannte «Therapie-Leitlinien» der jeweiligen wissenschaftlichen Fachgesellschaften. Diese werden regelmäßig aktualisiert und stellen den Stand der Wissenschaft für das jeweilige Fachgebiet dar. Eine grobe Abweichung von existierenden Leitlinien bedarf einer konkreten Begründung im Einzelfall. Mehr Information unter: www.awmf.org/leitlinien.html

2 Auf die Problematik der künstlichen Ernährung in der letzten Lebensphase bei Demenzpatienten wurde in Kapitel 6 ausführlich eingegangen.

3 Außerdem zeigen mehrere Studien, dass selbst bei vorhandener Atemnot in den meisten Fällen eine Sauerstoffgabe nicht wirklich hilfreich ist. Eine Ausnahme bilden hier Patienten mit bestimmten Lungenerkrankungen wie der COPD (chronisch-obstruktiven Lungenerkrankung), die allerdings meist schon lange vor der Sterbephase auf Sauerstoff angewiesen sind.

4 Siehe zum Beispiel: H. Haarhoff, Das Geschäft mit dem Krebs. Die Tageszeitung, 20.1.11, S. 7; M. Keller, Der Preis des Lebens. Die Zeit, 20.1.11, S. 13–15.

5 Temel JS, Greer JA, Muzikansky A et al.: Early palliative care for patients with metastatic non-small cell lung cancer. New England Journal of Medicine 2010, Bd. 363, S. 733–742.

6 Bruera E, MacEachern T, Ripamonti C, Hanson J: Subcutaneous morphine for dyspnea in cancer patients. Annals of Internal Medicine 1993; Bd. 119, Heft 9, S. 906–907.

7 Jennings AL, Davies AN, Higgins JP, Gibbs JS, Broadley KE: A systematic review of the use of opioids in the management of dyspnoea. Thorax 2002, Bd. 57, Heft 11, S. 939–944.

8 Die Adjektive in eckigen Klammern werden dabei nur gedacht, aber natürlich nicht ausgesprochen.

9 Gernot Böhme: Anthropologie in pragmatischer Hinsicht. Bielefeld und Basel: Edition Sirius 2010.

**8 Vorsorge für das Lebensende: Vorsorgevollmacht und Patientenverfügung**

1 Jox RJ, Krebs M, Bickhardt J, Heßdörfer K, Roller S, Borasio GD: Verbindlichkeit der Patientenverfügung im Urteil ihrer Verfasser. Ethik in der Medizin 2009, Bd. 21, S. 21–31.

2 Dieser Text basiert auf dem Abschnitt «Eigene Wertvorstellungen» der

Broschüre «Vorsorge für Unfall, Krankheit und Alter» des Bayerischen Justizministeriums, Verlag C.H.Beck 2013, mit freundlicher Genehmigung des federführenden Verfassers dieses Abschnitts, Dr. Jürgen Bickhardt, Erding.
3 Korrekte Bezeichnung: 3. Gesetz zur Änderung des Betreuungsrechts, Bundesgesetzblatt, 2009 Teil I Nr. 48, S. 2286.
4 Borasio GD, Heßler HJ, Wiesing U: Patientenverfügungsgesetz. Umsetzung in der klinischen Praxis. Deutsches Ärzteblatt 2009, Jg. 106, S. A1952–A1957.
Heßler, HJ: Direkte Wirkung von Patientenverfügungen, wenn es keinen Betreuer gibt? In: Borasio GD, Heßler HJ, Jox R, Meier C (Hrsg.): Patientenverfügung. Das neue Gesetz in der Praxis. Münchner Reihe Palliative Care, Bd. 7. Stuttgart: Kohlhammer 2011.

**9 Was heißt hier Sterbehilfe? Medizin am Lebensende zwischen Selbstbestimmung und Fürsorge**

1 § 216 StGB: «Ist jemand durch das ausdrückliche und ernstliche Verlangen des Getöteten zur Tötung bestimmt worden, so ist auf Freiheitsstrafe von sechs Monaten bis zu fünf Jahren zu erkennen.»
2 O'Brien T, Kelly M, Saunders C: Motor neurone disease: a hospice perspective. British Medical Journal 1992, Bd. 304, Heft 6825, S. 471–473.
3 Neudert C, Oliver D, Wasner M, Borasio GD: The course of the terminal phase in patients with amyotrophic lateral sclerosis. Journal of Neurology 2001, Bd. 248, S. 612–616.
4 § 1901b Absatz 1 BGB (Gespräch zur Feststellung des Patientenwillens) lautet: «Der behandelnde Arzt prüft, welche ärztliche Maßnahme im Hinblick auf den Gesamtzustand und die Prognose des Patienten indiziert ist. Er und der Betreuer erörtern diese Maßnahme unter Berücksichtigung des Patientenwillens als Grundlage für die nach § 1901a zu treffende Entscheidung.»
5 «Weder die Autonomie noch die Gewissensfreiheit des Arztes berechtigen zu Eingriffen in die körperliche Integrität des Patienten oder deren Fortsetzung, die von dessen erklärter oder mutmaßlicher Einwilligung nicht oder nicht mehr getragen werden.» Aus: Empfehlungen der Bundesärztekammer und der Zentralen Ethikkommission bei der Bundesärztekammer zum Umgang mit Vorsorgevollmacht und Patientenverfügung in der ärztlichen Praxis. Deutsches Ärzteblatt 2007, Jg. 104, Heft 13, S. A891–A896. Aktualisierte Version: Deutsches Ärzteblatt 2010, Jg. 107, Heft 18, S. A877–A882.
6 Borasio GD, Weltermann B, Voltz R, Reichmann H, Zierz S: Einstellungen zur Patientenbetreuung in der letzten Lebensphase: Eine Umfrage bei neurologischen Chefärzten. Nervenarzt 2004, Bd. 75, S. 1187–1193.
7 Simon A, Lipp V, Tietze A, Nickel N, van Oorschot B: Einstellungen

deutscher Vormundschaftsrichterinnen und -richter zu medizinischen Entscheidungen und Maßnahmen am Lebensende: erste Ergebnisse einer bundesweiten Befragung. Medizinrecht 2004, Bd. 6, S. 303–307.

8 «Es steht nichts im Wege, dass ein und dieselbe Handlung zwei Wirkungen hat, von denen die eine beabsichtigt ist, während die andere außerhalb der Absicht liegt. Die sittlichen Handlungen aber empfangen ihre Eigenart von dem, was beabsichtigt ist, nicht aber von dem was außerhalb der Absicht liegt» (Thomas von Aquin: Summa Theologiae 2,2 q.64 a.7).

9 «Eine ärztlich gebotene schmerzlindernde Medikation entsprechend dem erklärten oder mutmaßlichen Patientenwillen wird bei einem Sterbenden nicht dadurch unzulässig, dass sie als unbeabsichtigte, aber in Kauf genommene unvermeidbare Nebenfolge den Todeseintritt beschleunigen kann.» Urteil des Bundesgerichtshofs vom 15.11.1996 (Aktenzeichen: 3 StR 79/96).

10 Sykes N, Thorns A: The use of opioids and sedatives at the end of life. Lancet Oncology 2003, Bd. 4, S. 312–318.

11 In der neueren Fachliteratur werden so gut wie ausschließlich die neutralen Begriffe «Suizid» oder «Selbsttötung» verwendet. Der negativ besetzte Begriff des «Selbstmords» stammt noch aus der Zeit, in der diese Handlung strafbar war und Suizidenten nicht kirchlich bestattet werden durften.

12 So zum Beispiel der Jurist Jochen Taupitz (Der Spiegel 11/2009, S. 58) oder der Arzt Michael de Ridder in seinem Buch *Wie wollen wir sterben* (München: DVA 2010).

13 Dieser Abschnitt basiert auf einem Artikel, der am 3.8.2010 in der Süddeutschen Zeitung unter dem Titel «Keiner stirbt für sich allein» erschienen ist.

14 Hier gibt es erste Anzeichen für ein Umdenken: Die Staatsanwaltschaft München I hat am 30.7.2010 ein Strafverfahren gegen Angehörige einer Ärztin eingestellt, die ihre Verwandte bei ihrem freiverantwortlichen Suizid begleitet und nicht lebensrettend eingegriffen hatten. Der Grund: Die Garantenpflicht des Arztes wird «durch den freiverantwortlich gefassten Selbsttötungswillen des Suizidenten eingeschränkt» (Aktenzeichen 125 Js 11736 /09).

15 Fegg MJ, Wasner M, Neudert C, Borasio GD: Personal values and individual quality of life in palliative care patients. Journal of Pain and Symptom Management 2005, Bd. 30, S. 154–159.

16 «Die Herausforderung des Sterbens annehmen». Gemeinsames Hirtenschreiben der Bischöfe von Freiburg, Straßburg und Basel, Juni 2006.

17 Boudewijn Chabot und Christian Walther: Ausweg am Lebensende. Selbstbestimmtes Sterben durch freiwilligen Verzicht auf Essen und Trinken. München: Reinhardt 2011.

18 Ganzini L, Goy ER, Miller LL, Harvath TA, Jackson A, Delorit MA: Nurses' experiences with hospice patients who refuse food and fluids to hasten death. New England Journal of Medicine 2003, Bd. 349, S. 359–365.
19 Der freiwillige Verzicht auf Nahrung und Flüssigkeit erfordert eine qualifizierte palliativmedizinische Begleitung, wie eindrucksvoll geschildert im Artikel von Charlotte Frank «Letzter Wille» (Süddeutsche Zeitung, 30.5.2011, S. 3), der den vom Palliativmediziner Michael de Ridder begleiteten Lebensabschied des Berliner Philosophen Claus Koch beschreibt.

**10 Palliativmedizin und Hospizarbeit: Mythos und Realität**

1 Daten zur Bekanntheit des Begriffs «Hospiz»: Repräsentativumfrage des DHPV, durchgeführt von der Forschungsgruppe Wahlen, 2012. Daten zur Bekanntheit des Begriffs «Palliativmedizin»: Repräsentativumfrage der Apotheken Umschau, durchgeführt von der GfK Nürnberg, 2012.
2 Aus: Gerd Nettekoven: Stiftungslehrstühle für Palliativmedizin – ein Förderprogramm der Deutschen Krebshilfe. Bundes-Hospiz-Anzeiger 2010, Ausgabe 33, S. 7.
3 Borasio GD: Translating the WHO Definition of Palliative Care into Scientific Practice. Palliative and Supportive Care 2011, Bd. 9, S. 1–2.

**11 Leben im Angesicht des Todes: Das Geschenk der Palliativmedizin**

1 L'hoste S, Hauke G, Borasio GD, Fegg MJ: Subjective well-being, meaning in life and personal values in health care professionals working in palliative care vs. maternity wards. European Journal of Palliative Care 2007, Bd. 14, Supplement 1, S. S115.
2 Arthur Schopenhauer: Parerga und Paralipomena. Kleine philosophische Schriften II. Berlin: Suhrkamp 1986.
3 Neudert C, Wasner M, Borasio GD: Individual quality of life is not correlated with health-related quality of life or physical function in patients with amyotrophic lateral sclerosis. Journal of Palliative Medicine 2004, Bd. 7, S. 551–557.
4 Rainer Maria Rilke: Das Stundenbuch. Das Buch von der Armut und dem Tode. Frankfurt a. M.: Insel 1972.

## Bildnachweis

Abb. 2.1: Statistisches Bundesamt Wiesbaden
Abb. 2.2 oben: Barbara Eble-Graebener, Tübingen
Abb. 2.2 unten: Madeleine Dietz, Landau
Abb. 8.1: Deutscher Hospiz- und Palliativverband e. V.
Abb. 10.1 links: National Portrait Gallery, London
Abb. 10.1 rechts: Balfour Mount, Montreal

## Liste nützlicher Websites

Diese kurze Liste erhebt keinen Anspruch auf Vollständigkeit. Es sind allgemeine Websites bzw. Portale, die hilfreich sein können, um gegebenenfalls auf spezifischere (z.B. lokale) Angebote zu gelangen. Erfreulicherweise gibt es auf diesem Gebiet eine große Dynamik, so dass sich eine Suche im Internet auf jeden Fall lohnt. Dabei sollte man aber immer eine gewisse Vorsicht walten lassen: Wenn Papier schon geduldig ist, so sind es Festplatten noch viel mehr …

Palliativ-Portal: www.palliativ-portal.de
Wegweiser Hospiz und Palliativmedizin: www.wegweiser-hospiz-palliativmedizin.de
Deutsche Gesellschaft für Palliativmedizin (DGP): www.dgpalliativmedizin.de
Deutscher Hospiz und Palliativverband (DHPV): www.dhpv.de
Deutsche Krebshilfe: www.krebshilfe.de
Deutsche Krebsgesellschaft: www.krebsgesellschaft.de
Deutsche Alzheimer-Gesellschaft: www.deutsche-alzheimer.de
Deutsche Gesellschaft für Muskelkranke (DGM): www.dgm.org
Spiritual Care: www.spiritualcare.de
Patienteninformations-Portal: www.patienten-information.de
Therapie-Leitlinien in Deutschland: www.awmf.org/leitlinien.html
Österreichische PalliativGesellschaft: www.palliativ.at
Schweizerische Gesellschaft für Palliative Care: www.palliative.ch

### Broschüren zur Patientenverfügung

Bundesjustizministerium: www.bmj.de (suchen nach «Patientenverfügung»)
Bayerisches Justizministerium: www.verwaltung.bayern.de (unter «Broschüren»; suchen nach «Vorsorge für Unfall, Krankheit und Alter»; auch im Buchhandel erhältlich, Verlag C.H.Beck 2013)

### Leitfaden «Künstliche Ernährung und Flüssigkeitsversorgung»

Bayerisches Sozialministerium: www.verwaltung.bayern.de (unter «Broschüren»; suchen nach «Künstliche Ernährung»)